Practical Equine Diagnosis & Treatment in Late Qing Imperial China

A Handbook of Veterinary Herbology for the Horse

Transcribed & Translated from an Original French & Chinese Text of 1863

Dr. Colin B. Lessell

MMXX

First publised 2019
Revised 2020
Samphire Press
Suthsæxe, England

ALL RIGHTS RESERVED

© Dr C.B. Lessell 2019

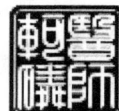

Other books on Chinese topics by the same author:

Bibliotheca Medica de Asia Orientali 1473-1900

A New Translation of Abel-Rémusat's Classical Chinese Grammar 1822 & 1857

Menu Chinese Made Easy

Jesuit Pharmacy in 17th Century China

A Catalogue of Chinese Mineral Drugs : current or obsolete, curious or bizarre, therapeutic or toxic

Tongue Diagnosis in 17th Century China

Practical Bovine & Ovine Diagnosis & Treatment in Late Qing Imperial China

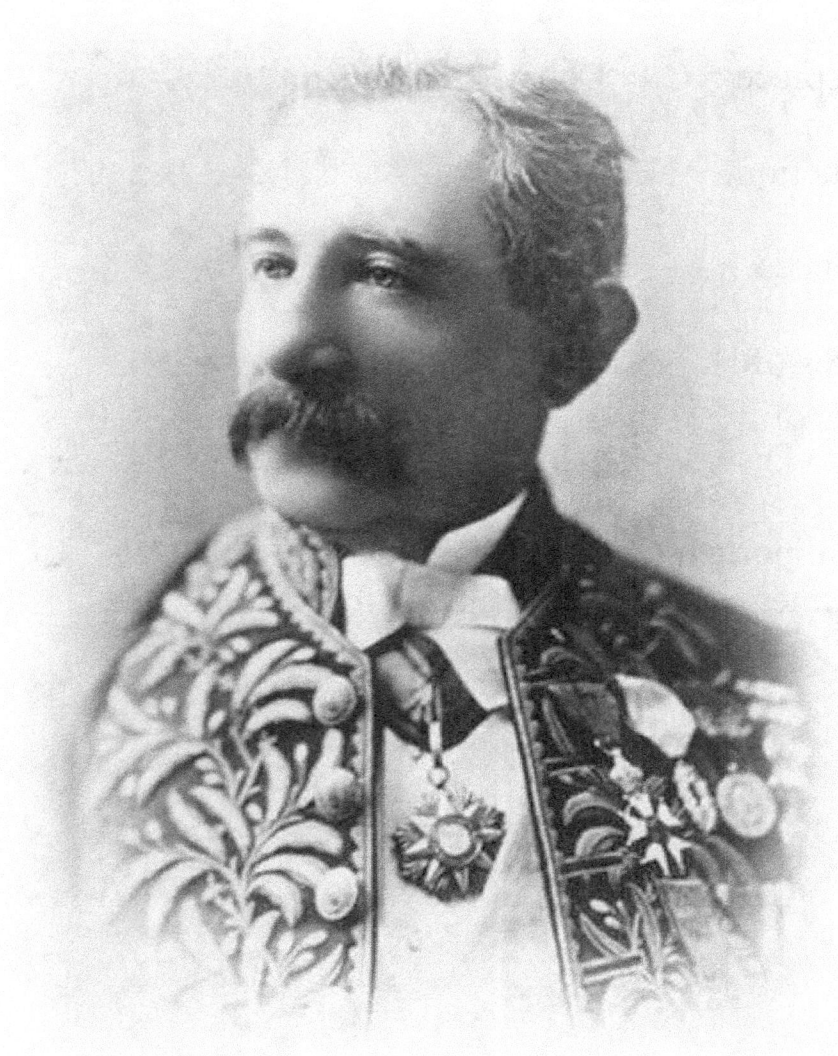

Claude Philibert Dabry de Thiersant c. 1878

CONTENTS

Frontispiece : C.P. Dabry de Thiersant……………….. p. 3

Introduction…………………………………………… 5

References…………………………………………….. 8

Diseases of Horses…………………………………….. 9

Index to Diseases of Horses…………………………… 154

Some important Chinese works
 on equine medicine published before 1863……………… 157

INTRODUCTION

This monograph is a full transcription and translation of an account by Captain P. Dabry in 1863, being the *only* detailed and comprehensive European description of Chinese equine medicine published before modern times. As such, it is of considerable historical importance to those interested in, or involved with, TCVM (Traditional Chinese Veterinary Medicine) as it applies to the horse. Beyond that, with regards to decisions of safety and efficacy, I must emphasise that these are not the province of the current translator, but must rest firmly and exclusively on the shoulders of my readers. Having thus absolved myself of this responsibility, let us now begin by considering the relevant background of the original author.

Claude Philibert Dabry (1826-1898) began his career in the French navy (see Frontispiece). In 1856, he was promoted to the rank of captain. From 1856 to 1862, he was stationed as government commissioner in Tianjin and the Zhoushan Islands. In 1863, he was entrusted with the French consulate in Hankou, a position which he held until 1868. In 1868, he combined his father's name with his mother's, and thereafter called himself Dabry de Thiersant. He then occupied various diplomatic functions in the consulates of Shanghai (1868-1869) and Guangzhou (1869-1871).

Being fully conversant with spoken and written Chinese, and having a profound interest in the Chinese style of both human and veterinary medicine, up to 1863 (and perhaps beyond), he set about translating various original works on these subjects. With regard to the availability of equine source books in his day, you are recommended to consult the list of such provided at the end of the current monograph. Moreover, it is not unreasonable to assume that he also sought instruction and guidance from local practitioners.

In 1863, having spent some seven years in China, his extensive work of 580 pages, *La médecine chez les chinois* (Medicine amongst the Chinese), was published in Paris, under his original name, *Le capitaine P. Dabry*, and (those were the days) at the expense of the French government. Remarkably, it covered every aspect, including traditional theory, pulse diagnosis, acupuncture and medicinal prescriptions; all in rather tiny print. In its production, not being a doctor of medicine himself, he had employed to advantage the assistance of Dr. Jean Léon Soubeiran M.D. (1827-1892), professor at the Montpellier School of Pharmacy in France.

However, the only part of the book with which we are concerned is that entitled *Maladies des chevaux* (Diseases of horses), under the general title *Art vétérinaire* (Veterinary science), and this has been fully transcribed (with a few well-marked typographical corrections) within the current monograph, with all such transcribed passages being highlighted in grey. The bulk of the treatments are medicinal (largely herbal), with the occasional brief mention of acupuncture, phlebotomy (bleeding) and nutrition. It essentially constitutes a handbook of equine herbology in its own right.

Maladies des chevaux is divided into 74 sections of named diseases or syndromes, each with its own heading, covering over 90 different equine disorders. Though they are unnumbered in the original text, for the purpose of reference, I have divided them into individually enumerated subsections of one or two paragraphs, with the initial untranslated heading subsection boxed, with highlighting in grey. For clarity, this is always found at the top of a page. As might be expected, the basic text is in straightforward French, including the symptomatic pictures (apart from the occasional Chinese name for a type of pulse), and this has been reliably translated into English. However, when we come to the treatment subsections, the names of the medications (herbs, minerals and the odd animal substance) are nearly all in romanized Chinese.

As with the rest of the book, there are no Chinese characters to guide us, nor indeed any indication of syllabic tone (so important in deciphering a language with a limited syllabic repertoire). Moreover, the romanization is of a non-standard (pre-Wade-Giles) type, with decided French and dialectal influences (e.g. *choui* for *shui*, and *hiang* for *xiang*), and a modicum of inconsistency. Despite these problems, since the range of possible matches is generally quite limited, translation of the names of medications into modern Pinyin, Chinese characters (including simplified forms), Latin or chemical titles, and common English names (where possible) has been carried out with a high degree of accuracy and thus reliability.

The same, however, cannot be said of most of the headings of the sections which inform us of the *names* of the diseases or syndromes. Consistent with Dabry's reverence for the concepts of TCM (Traditional Chinese Medicine), they mainly include terminology peculiar to this ancient system. Helpfully, he does give us bracketed French clues to the meaning of 49 of the section headings (66%). Some individual syllables are indeed easily identified (e.g. *fong* for pathogenic wind), but the lack of tone markings on more common syllables, plus the degree of ellipsis (exclusion of words, especially prepositions), so typical of Classical Chinese, can lead to some confusion over the exact meaning of a phrase. Another pitfall is to fail to realise that syllables obviously referring to internal organs (such as *liver* or *lung*) also often refer to the channel or meridian system with which they are associated. Similar problems can also arise occasionally in the translation of the name of a particular compound prescription. However, these matters in no way influence the correct identification of a disorder by means of its symptomatic picture or indeed the composition of its supposed appropriate therapy; and thus the implied practicality of the text is ensured.

You might well ask, therefore, apart from providing a mere label, what is the point of identifying any particular disorder in terms of TCM theory? Well, the answer is that, unbeknown to the uninitiated, it has a lot to do with the composition of the actual medicinal prescription.

Let us look, for example, at a simplified version of item **70.2**, *Mosla Powder*, and consider the *raisons d'être* of its constuents in terms of TCM theory:

- *Mosla*. Removes summer-heat to relieve the exterior.

- *Scutellaria*. Clears heat & eliminates damp.
- *Coptis*. Clears heat & eliminates damp.
- *Licorice*. Tonifies *Qi* & harmonizes.
- *Bupleurum*. Sooths liver *Qi* to resolve stagnation.
- *Angelica*. Moves & nourishes blood.
- *Forsythia*. Clears heat & detoxifies.
- *Trichosanthes*. Clears lung heat & expels phlegm.
- *Gardenia*. Clears heat in the triple-burner.

Dabry's text, however, enables the reader to circumvent all such explanations and yet, hopefully, still provides them with an appropriate therapy.

A final point to be made concerns the weights used for medicinal substances in the text. With the exception of the *livre* (about 1lb/500g), they all are conveniently in *grams*. The rather strange quantities of 3.68g, 7.36g and 11.04g found in the text are concerned with equivalence to the Chinese pharmaceutical weight system, as would be found in old literature, based upon the *qián* 錢. Thus:

1 *qián* = 3.68g
2 *qián* = 2 x 3.68g = 7.36g
3 *qián* = 3 x 3.68g = 11.04g

Such precision was almost certainly provided by Professor Soubeiran, with whom Dabry de Thiersant (as he then became) later collaborated to publish *La matière médicale chez les chinois* (Materia medica amongst the Chinese) in 1874. Whilst of some general interest, it is a book which has been of only minimal assistance to the current translation.

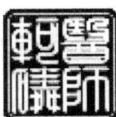

REFERENCES

Bensky, D. ; Clavey, S. ; Stöger, E. ; Gamble, A. (2004) *Chinese herbal medicine : materia medica.* 3rd edn. Seattle: Eastland Press.

Cisheng, Jiang *et al* (1991) *A Chinese-English dictionary of traditional Chinese veterinary medicine.* China: Agricultural Publishing House.

Dabry, P. ; Soubeiran, J.L. (1863) *La médecine chez les chinois.* Paris: Henri Plon.

Fèvre, F. ; Métailé, G. (2005) *Dictionnaire Ricci des plantes de Chine.* Paris: Ricci Cerf.

Giles, H.A (1892) *A Chinese-English dictionary.* London: Quaritch. Shanghai, Hongkong, Yokohama, Singapore: Kelly & Walsh.

Lessell, C.B. (2016) *Bibliotheca medica de Asia orientali 1473-1900.* 6th edn. CD. Suthsaexe, England: Samphire Press.

Lessell, C.B. (2018) *Jesuit pharmacy in 17th century China.* Suthsaexe, England: Samphire Press.

Scheid, V. ; Bensky, D. ; Ellis, A. ; Barolet, R. (2015) *Chinese herbal medicine : formulas & strategies.* Portable 2nd edn. Seattle (WA): Eastland Press.

Smith, F.P. (1871) *Contributions towards the materia medica & natural history of China.* London: Trübner.

Song, Dalu ; Xie, Huisheng ; et al. (2012) *Annotated Yuan Heng's classical collection on the treatment of equine diseases.* Beijing: China Agriculture Press.

Soubeiran, J.L. ; Dabry de Thiersant [C.P.] (1874) *La matière médicale chez les chinois.* Paris: Masson.

Stuart, Revd. G.A. ; Smith, F.P. (1911) *Chinese materia medica : vegetable kingdom.* Shanghai: American Presbyterian Press.

Wiseman, N. (1995) *Dictionary of Chinese medicine* : English-Chinese, Chinese-English. Hunan: Hunan Science Technology Press.

Xie, Huisheng ; Preast, V. (2010) *Xie's Chinese veterinary herbology.* Ames (IA): Wiley-Blackwell.

MALADIES DES CHEVAUX.

DISEASES OF HORSES.

> **§ Fr 1.1** *Fey-kia-sang* (**tubercules aux poumons**),
> *tiao-py* (**écoulement d'humeurs par le nez**).
>
> Deux causes sont attribuées à cette maladie : 1° une nourriture trop abondante, 2° une trop grande vitesse imprimée au cheval et suivie d'un refroidissement subit. Le cheval, au debut de l'affection, remue sans cesse la langue; des mucosités blanches se forment autour de la bouche; sueur continuelle au front et aux naseaux, mouvements continuels de la tête de haut en bas, agitation continuelle, naseaux bouchés; l'animal prête l'oreille au moindre bruit; poils recourbés, écoulement de mucosités claires par le nez.

§ Tr 1.1   *fèi jié shāng* (**pulmonary nodules**)
肺節傷（肺节伤） *lung nodular damage*

tiáo pí (**drainage of humours through the nose**)
調脾（调脾） *regulating spleen*

Two causes are attributed to this illness : 1° too much feed, 2° excessive galloping, followed by sudden chilling. The horse, at the start of the illness, constantly wags its tongue; white mucus forms around the mouth; we have continual sweat on the forehead and nostrils, continual vertical shaking of the head, continual agitation, clogged nostrils; the animal pricks up its ears at the slightest noise; hairs curled, clear mucus flows from the nose.

Fr 1.2 Dès que ces symptômes seront déclarés, faire prendre à l'animal *siao-hoang-san*. — *Tsi-po, tche-mou, hoang-tsin, kan-tsao* (7ᵍ,36 chacun), œufs, miel; méllanger ensemble et mettre un instant sur le feu. On peut également composer ce remède de la manière suivante : *tche-mou, pe-mou, hoang-tsin, pe-yo-tsee, kan-tsao*, rhubarbe, *yu-kin, hoang-yo-tsee* (7ᵍ,36 chacun); réduire en poudre; ajouter miel (72ᵍ), œufs (5), *hiang-yeou* (72ᵍ), un peu d'eau; mélanger le tout ensemble, remuer, et le faire prendre froid.

Tr 1.2 As soon as these symptoms are made known, have the animal take ***xiāo huáng sǎn*** 消黃散(消黄散) *Dispersing Yellow [Swelling] Powder*:

- *tsi-po* = ***zǐ bò*** 子檗 Berberis thunbergii root/stem. Japanese barberry.
- *tche-mou* = ***zhī mǔ*** 知母 Anemarrhena asphodeloides rhizome. Anemarrhena.
- *hoang-tsin* = ***huáng qín*** 黃芩(黄芩) Scutellaria baicalensis root. Baical skullcap.
- *kan-tsao* = ***gān cǎo*** 甘草(甘艸) Glycyrrhiza spp. root. Licorice. Liquorice.

7.36g of each of the above.

- ***eggs.***
- ***honey.***   *Mix together, & heat briefly on the fire.*

Equally, one can compose this remedy in the following manner:

- *tche-mou* = ***zhī mǔ*** 知母 Anemarrhena asphodeloides rhizome.
- *pe-mou* = ***bèi mǔ*** 貝母(贝母) Fritillaria spp. bulb. Fritillary.
- *hoang-tsin* = ***huáng qín*** 黃芩(黄芩) Scutellaria baicalensis root. Baical skullcap.
- *pe-yo-tsee* = ***bái yào zǐ*** 白樂子 Trichosanthes bracteata/kirilowii seed. Chinese cucumber.
- *kan-tsao* = ***gān cǎo*** 甘草(甘艸) Glycyrrhiza spp. root.
- *rhubarbe* = ***dà huáng*** 大黃(大黄) Rheum spp. root/rhizome.
- *yu-kin* = ***yù jīn*** 鬱金(郁金) Curcuma spp. root. *Inc.* turmeric.
- *hoang-yo-tsee* = ***huáng yào zǐ*** 黃藥子(黄药子) Discorea bulbifera rhizome (tuber). Air yam/potato.

7.36g of each of the above.

Reduce to a powder; add • ***honey*** *(72g)* • *5* ***eggs*** • ***xiāng yóu*** *[= hiang-yeou]* 香油 *sesame oil (72g)* • ***water***, *a little. Mix everything together, stir, & have it taken cold.*

Fr 1.3 Souvent ce remède suffit pour arrêter les progrès du mal; autrement, peu de temps après se forme sous la ganache une tumeur grosse comme une cervelle de mouton; en ouvrant la bouche on peu voir cette tumeur, qui finit par s'ulcérer; des naseaux coule une humeur épaisse, visqueuse, de nature variée, souvent jaune verdâtre, d'une odeur fétide et plus ou moins purulente, s'attachant et se collant à l'orifice externe des naseaux; le mucus coule quelquefois par un seul naseau; la membrane pituitaire s'ulcère, et du sang se trouve mélangé au mucus; le dos devient douloureux.

Tr 1.3 Often this remedy is enough to stop the progress of the disease; otherwise, shortly afterwards, a swelling as big as a sheep's brain is formed under the lower jaw; by opening its mouth, one can see this swelling, which eventually ulcerates; from the nostrils flows a thick, viscous humour, of variable nature, often greenish yellow, of a foul odor and more or less purulent, attaching and sticking to the external orifice of the nostrils; the mucus sometimes flows from a single nostril; the pituitary membrane [nasal mucosa] is ulcerated, and blood is mixed with the mucus; the back becomes painful.

Fr 1.4 Saigner immédiatement au cou pendant trois jours de suite; donner en même temps à l'animal *ly-fey-san*. — *Tche-mou, chan-tsee-kou, ching-ma, tien-men-tong, me-men-tong, kin-kiao, po-ho, ma-teou-ling, houang-tsin, fang-ky, py-pa-yĕ, tien-hoa-fen, sou-tsee, pe-mou* (même quantité pour chacun); réduire en poudre; prendre ensuite des œufs, du mel, de l'huile de *hiang-yeou*; mélanger le tout ensemble, faire chauffeir, et faire prendre à l'animal.

Tr 1.4 Immediately bleed the neck for three days in a row, giving the animal at the same time **lǐ fèi sǎn** 理肺散 *Rectify Lung Powder*:
- *tche-mou* = **zhī mǔ** 知母 Anemarrhena asphodeloides rhizome.
- *chan-tsee-kou* = **shān cí gū** 山慈姑 Cremastra/Pleione spp. bulbs. Pharm. name: Cremastrae/Pleiones pseudobulbosus.

- *ching-ma* = **qǐng má** 苘麻 Abutilon theophrasti seed. Chingma abutilon. Chinese jute. Indian mallow.
- *tien-men-dong* = **tiān mén dōng** 天門冬（天门冬）Asparagus cochinchinensis tuber. Chinese asparagus.
- *me-men-tong* = **mài mén dōng** 麥門冬（麦门冬）Ophiopogon japonicus tuber. Ophiopogon. Mondo grass.
- *kin-kiao* = **qín jiāo** 秦艽 Gentiana macrophylla root. Large leaf gentian.
- *po-ho* = **bò hé** 薄荷 Mentha haplocalyx herb. Field mint.
- *ma-teou-ling* = **mǎ dōu líng** 馬兜鈴（马兜铃）Aristolochia kaempferi root/fruit. Birthwort. Dutchman's pipe vine.
- *houang-tsin* = **huáng qín** 黃芩（黄芩）Scutellaria baicalensis root. Baical skullcap.
- *fang-ky* = **fáng jǐ** 防己 Stephania tetrandra root. Stephania.
- *py-pa-yě* = **pí pá yè** 枇杷葉（枇杷叶）Eriobotrya japonica leaf. Loquat leaf.
- *tien-hoa-fen* = **tiān huā fěn** 天花粉 Trichosanthes kirilowii/rosthornii root. Chinese cucumber.
- *sou-tsee* = **sū zǐ** 蘇子（苏子）Perilla frutescens fruit. Perilla. Korean perilla.
- *pe-mou* = **bèi mǔ** 貝母（贝母）Fritillaria spp. bulb. Fritillary.

The same quantity for each of the above.

Reduce to a powder; then take ● **eggs** ● **honey** ● **xiāng yóu** [= *hiang-yeou*] 香油 *sesame oil; mix everything together, heat up, & have the animal take it.*

Fr 1.5 Cette maladie est très-contagieuse. On devra prendre pendant le traitement les précautions nécessaires pour éviter la contagion. Huit ou dix jours suffisent pour la guérison; après quatre ou cinq jours, il est facile de voir par la nature de l'écoulement et par la diminution de la tumeur s'il sera possible de sauver l'animal. Cette maladie est fort grave, mais non pas incurable; on sauve le tiers des animaux, quand le mal est pris à temps.

Tr 1.5 This disease is very contagious. During the treatment, precautions should be taken to avoid contagion. Eight or ten days are sufficient for healing; after four or five days, it is easy to see, by the nature of the flow and the diminution of the swelling, whether it will be possible to save the animal. This disease is very serious, but not incurable; one saves one third of the animals, when the disease is treated in time.

> **§ Fr 2.1** *Fey-fong* (**maladie du poumon**).
>
> Cette affection provient également d'un refroidissement subit, qui attaque principalement le poumon. Symptôms : naseaux bouchés, prostration, mouvement continuel des oreilles, dos recourbé, oppression, inappétence, lèvres bleu jaune, langue jaune.

§ Tr 2.1 *fèi fēng* (**lung disease**)
肺風(肺风) *lung wind*

This condition also comes from sudden chilling, attacking mainly the lung. Symptoms : clogged nostrils, prostration, continual movement of the ears, curvature of the back, breathlessness, want of appetite, yellowish blue lips, yellow tongue.

Fr 2.2 Traitement : *Siao-hoang-san.* — *Hoang-yo-tsee, tche-mou, tche-tsee,* rhubarbe, *houang-tsin, fang-fong, pe-yo-tsee, pe-mou, lien-kiao, kan-tsao, tsan-toui* (7^g,36 chacun), œufs (3), *hiang-yeou*, eau; mélanger le tout ensemble et le donner à l'animal.

Tr 2.2 Treatment :- ***xiāo huáng săn*** 消黃散(消黄散) *Dispersing Yellow [Swelling] Powder* [another version; see **1.2** above]:
- *hoang-yo-tsee* = ***huáng yào zĭ*** 黃藥子(黄药子) Discorea bulbifera rhizome (tuber). Air yam/potato.
- *tche-mou* = ***zhī mŭ*** 知母 Anemarrhena asphodeloides rhizome. Anemarrhena.
- *tche-tsee* = ***shì-zi*** 柿子 Diospyros kaki fruit. Persimmon.
- rhubarbe = ***dà huáng*** 大黃(大黄) Rheum spp. root/rhizome.
- *houang-tsin* = ***huáng qín*** 黃芩(黄芩) Scutellaria baicalensis root. Baical skullcap.
- *fang-fong* = ***fáng fēng*** 防風(防风) Saposhnikovia divaricata root. Saposhnikovia.

- *pe-yo-tsee* = **bái yào zǐ** 白樂子 Trichosanthes bracteata/kirilowii seed. Chinese cucumber.
- *pe-mou* = **bèi mǔ** 貝母（贝母） Fritillaria spp. bulb. Fritillary.
- *lien-kiao* = **lián qiào** 連翹（连翘） Forsythia suspensa fruit. Forsythia.
- *kan-tsao* = **gān cǎo** 甘草（甘艸） Glycyrrhiza spp. root.
- *tsan-toui* = **cán tuì** 蠶蛻（蚕蜕） Silkworm cocoon.

7.36g of each of the above.
- **3 eggs.**
- *hiang-yeou* = **xiāng yóu** 香油 *sesame oil.*
- **water.**

Mix everything together, & give it to the animal.

Fr 2.3 La cause de cette affection est, comme nous l'avons dit plus haut, une transpiration arrêtée. L'animal étant rarement monté et recevant journellement une nourriture trop abondante, devient très-gras; si on ne l'étrille alors que rarement, il arrive que la moindre fatigue le couvre de sueur; s'il prend froid en ce moment, pour une cause ou pour une autre, il sera attent de la maladie appelée *fey-fong*.

Tr 2.3 The cause of this condition is, as we have thought above, arrested [suppressed] sweating. The animal being seldom mounted, and daily receiving too much food, becomes very fat; if it is then combed only rarely, it happens that the slightest fatigue will cover it in sweat; if it gets cold right then, for one reason or another, it can count upon the disease called *fèi fēng*.

Fr 2.4 Cette maladie se présente sous d'autres formes; quelquefois les symptômes sont les suivants : mouvements continuels des oreilles et de la tête, yeux fixes, bouche fermée; des naseaux coulent des mucosités purulentes, fétides, ou du sang; point de tumeur sous la ganache; les crins tombent peu à peu.

Tr 2.4 This disease comes in other forms; sometimes the symptoms are the following : continual movements of the ears and head, fixed eyes, closed mouth; from the nostrils flows purulent, foul-smelling mucus, or blood; a swelling points under the lower jaw; the horsehair falls out little by little.

Fr 2.5 Traitement : *Ou-seng-san*. — *Jin-seng, kou-seng, yuen-seng, tsee-seng, cha-seng, kin-kio, ho-cheou-ou*; réduire en poudre; prendre miel (72ᵍ), jujubes (3ᵍ,68); mélanger le tout dans de l'eau chaude, et le faire prendre à l'animal.

Tr 2.5 Treatment : - **wǔ shēn sǎn** 五参散(五参散) *Five Shen Powder*:

- *jin-seng* = **rén shēn** 人参(人参) Panax ginseng root. Ginseng.
- *kou-seng* = **kǔ shēn** 苦参(苦参) Sophora flavescens root. Flavescent sophora.
- *yuen-seng* = **yuán shēn** 元参(元参) Scrophularia ningpoensis root. Ningpo figwort.
- *tsee-seng* = **zǐ shēn** 紫参(紫参) Polygonum bistortum rhizome. Bistort.
- *cha-seng* = **shā shēn** 沙参(沙参) 1. Glehnia littoralis root. Glehnia. 2. Adenophora stricta root. Adenophora.
- *kin-kio* = **qín jiāo** 秦艽 Gentiana macrophylla root. Large leaf gentian.
- *ho-cheou-ou* = **hé shǒu wū** 何首烏(何首乌) Polygonum multiflorum root. Flowery knotweed. Fleeceflower.

Reduce to a powder, take • **honey** *(72g)* • **jujubes** *(3.68g); mix everything into* • *hot* **water***, & have the animal take it.*

Fr 2.6 Autre remède : *Kin-kio-~~seng~~san*. — *Kin-kio, tche-mou, po-ho, kan-tsao*, rhubarbe, *tsee-tsee, tsee-you, pe-mou, chan-yo, houang-tsin, yuen-tsee, me-men-tong, mou-tan-py* (72ᵍ chacun); réduire en poudre; ajouter miel (72ᵍ), *hiang-yeou* (36ᵍ); mélanger dans de l'eau chaude et le faire prendre tiède.

Tr 2.6 Treatment :- **qín jiāo sǎn** 秦艽散 *Large Leaf Gentian Powder*:

- *kin-kio* = **qín jiāo** 秦艽 Gentiana macrophylla root. Large leaf gentian.
- *tche-mou* = **zhī mǔ** 知母 Anemarrhena asphodeloides rhizome. Anemarrhena.
- *po-ho* = **bò hé** 薄荷 Mentha haplocalyx herb. Field mint.
- *kan-tsao* = **gān cǎo** 甘草（甘艸） Glycyrrhiza spp. root.
- rhubarbe = **dà huáng** 大黃（大黄） Rheum spp. root/rhizome.
- *tsee-tsee* = **zhī zǐ** 梔子（栀子） Gardenia jasminoides fruit. Cape jasmine.
- *tsee-you* = **cì yù** 刺芋 Lasia spinosa rhizome. Spiny lasia.
- *pe-mou* = **bèi mǔ** 貝母（贝母） Fritillaria spp. bulb. Fritillary.
- *chan-yo* = **shān yào** 山藥（山药） Dioscorea opposita rhizome. Chinese yam.
- *houang-tsin* = **huáng qín** 黃芩（黄芩） Scutellaria baicalensis root. Baical skullcap.
- *yuen-tsee* = **yuǎn zhì** 遠志（远志） Polygala spp. root. Thinleaf milkwort.
- *me-men-tong* = **mài mén dōng** 麥門冬（麦门冬） Ophiopogon japonicus tuber. Ophiopogon. Mondo grass.
- *mou-tan-py* = **mǔ dān pí** 牡丹皮 Paeonia suffruticosa root bark. Tree peony.

72g of each of the above.

Reduce to a powder; add • **honey** *(72g)* • **xiāng yóu** [= *hiang-yeou*] & 香油 *sesame oil (36g); mix in* • *hot* **water**; *& have it taken lukewarm.*

Fr 2.7 Autre forme de *fey-fong* : ventre tuméfié, oppression, tumeur au cou mobile à la pression, plaintes continuelles; l'animal reste toujours couché; quelquefois, mais rarement, des humeurs purulentes, mais non fétides, coulent par les naseaux; bruit continuel produit par les naseaux, comme dans la toux.

Tr 2.7 Another form of *fèi fēng* : swollen belly, breathlessness, mobile neck swelling on palpation, continual groaning; the animal always remains lying down; sometimes, but rarely, purulent, but not fetid, humours flow from the nostrils; continual noise is produced through the nostrils, as in coughing.

Fr 2.8 Traitement : *Po-ho-san.* — Po-ho, pe-mou, ta-houang, kan-tsao, koua-lou (36^g chacun); réduire en poudre; miel (36^g), farine de froment (36^g), eau de navet cuit; faire chauffer cette eau, mettre toutes les substances dans cette eau et la faire prendre tiède à l'animal.

Tr 2.8 Treatment :- **bò hé sǎn** 薄荷散 *Mint Powder*:
- *po-ho* = **bò hé** 薄荷 Mentha haplocalyx herb. Field mint.
- *pe-mou* = **bèi mǔ** 貝母（贝母）Fritillaria spp. bulb. Fritillary.
- *ta-houang* = **dà huáng** 大黃（大黄）Rheum spp. root/rhizome. Rhubarb.
- *kan-tsao* = **gān cǎo** 甘草（甘艸）Glycyrrhiza spp. root.
- *koua-lou* = **guā lóu** 栝樓（栝楼）Trichosanthes multiloba fruit/seeds.

36g of each of the above.

Reduce to a powder; • **honey (36g)** • **wheat flour (36g)** • **water from cooking turnips**; *heat this water, put all the substances into it, & have the animal take it lukewarm.*

Fr 2.9 Autre remède : *Ly-fey-san* (vu), ou *fey-fong-san*. — *Man-kin-tsee, oey-ling-tsien, ho-cheou-ou, yuen-seng, kou-seng* (8ᵍ chacun); réduire en poudre; ajouter miel (36ᵍ); faire bouillir le tout dans de l'eau et le faire prendre tiède.

Tr 2.9 Another remedy :- **lǐ fèi sǎn** 理肺散 Rectify Lung Powder (see **1.4** above), or **fèi fēng sǎn** 肺風散（肺风散）Lung Wind Powder:

- *man-kin-tsee* = **màn jīng zǐ** 蔓荊子 Vitex spp. fruit. Vitex.
- *oey-ling-tsien* = **wěi líng xiān** 威靈仙（威灵仙）Clematis spp. root. Chinese clematis.
- *ho-cheou-ou* = **hé shǒu wū** 何首烏（何首乌）Polygonum multiflorum root. Flowery knotweed. Fleece flower.
- *yuen-seng* = **yuán shēn** 元參（元参）Scrophularia ningpoensis root. Ningpo figwort.
- *kou-seng* = **kǔ shēn** 苦參（苦参）Sophora flavescens root. Flavescent sophora.

8g of each of the above.

Reduce to a powder; add • **honey** *(36g); boil everything in* • **water**, *& have it taken lukewarm.*

Fr 2.10 Cette dernière affection est attribué à deux causes : ou à une course trop precipitée, l'animal étant trop gras, ou bien à un amas considérable de bile.

Tr 2.10 This last condition is attributed to two causes: either to being ridden too hard, the animal being too fat, or to a considerable accumulation of bile.

> § Fr 3.1   *Sin-houang* (**cœur jaune**).
>
> Symptômes : l'animal fait des mouvements continuels des mâchoiires; tête basse, grande agitation; tantôt il se couche, tântot il se lève; poils recourbés sur eux-mêmes, yeux fixes et larmoyants, bouche fermée, grande prostration. Cette maladie est très-grave et peut enlever l'animal en trois jours.

§ Tr 3.1   *xīn huáng* (**yellow heart**)
            心黃(心黄) *yellow heart*

Symptoms : the animal makes continual movements of the jaw; low head, great agitation; sometimes it lies down, sometimes it gets up; hairs curled back on themselves, eyes fixed and watery, mouth closed, great prostration. This disease is very serious and can carry the animal off in three days.

Fr 3.2 Traitement : *Ma-houang, ta-teou,* œufs, un peu d'eau; réduire en poudre, mettre le tout dans l'eau chaude, et le faire prendre froid.

Tr 3.2 Treatment :-
- *ma-huoang* = **má huáng** 麻黃(麻黄) Ephedra spp. leaf/stem. Ephedra.
- *ta-teou* = **dà dòu** 大豆 Glycine max bean (prepared). Black soybean.
- **eggs.**
- a little **water**.

Reduce [the herbs] to a powder, put everything into hot water, & have it taken cold.

Fr 3.3 Si ce remède ne réussit pas, donner *houang-lien-san*. — *Hoang-lien, tien-men-tong, me-men-tong*, rhubarbe, *tche-mou, pe-mou, yu-king, houang-yo-tsee, tsee-tsee, houang-ky, houang-tsin* (3^g,6 chacun); réduire en poudre; prendre deux œufs, *seng-ty* (36^g); faire bouillir *seng-ty* dans de l'eau, verser ensuite les autres matières dans cette eau, et faire prendre tiède. Avoir soin de saigner avant de donner ce remède.

Tr 3.3 Should this remedy be unsuccessful, give :- **huáng lián sǎn** 黃連散（黄连散）*Coptis Powder*:

- *hoang-lien* = **huáng lián** 黃連（黄连）Coptis spp. rhizome. Goldthread.
- *tien-men-tong* = **tiān mén dōng** 天門冬（天门冬）Asparagus cochinchinensis tuber. Chinese asparagus.
- *me-men-tong* = **mài mén dōng** 麥門冬（麦门冬）Ophiopogon japonicus tuber. Ophiopogon. Mondo grass.
- rhubarbe = **dà huáng** 大黃（大黄）Rheum spp. root/rhizome.
- *tche-mou* = **zhī mǔ** 知母 Anemarrhena asphodeloides rhizome. Anemarrhena.
- *pe-mou* = **bèi mǔ** 貝母（贝母）Fritillaria spp. bulb. Fritillary.
- *yu-king* = **yù jīn** 鬱金（郁金）Cucurma tuber. Turmeric.
- *houang-yo-tsee* = **huáng yào zǐ** 黃藥子（黄药子）Discorea bulbifera rhizome (tuber). Air yam/potato.
- *tsee-tsee* = **zhī zǐ** 梔子（栀子）Gardenia jasminoides fruit. Cape jasmine.
- *houang-ky* = **huáng qí** 黃耆（黄芪）Astragalus spp. root. Milk-vetch.
- *houang-tsin* = **huáng qín** 黃芩（黄芩）Scutellaria baicalensis root. Baical skullcap.　　　*3.6g of each of the above.*

Reduce to a powder; take ● **2 eggs** ● **shēng dì** 生地 *Rehmannia glutinosa (Chinese foxglove) root (36g); boil* **shēng dì** *in* ● **water***, then pour the other materials into this water & have it taken lukewarm. Be careful to bleed before giving this remedy.*

> **§ Fr 4.1**   *Kia-sin-houang* (**cœur jaune et fatigué**).
>
> L'animal se mord continuellement le peau des flancs, où il éprouve un prurit insupportable; queue basse; il frappe la terre avec le pied. Cette affection provient d'une fatigue excessive à la suite d'une longue route.

§ Tr 4.1   *jié xīn huáng* (**fatigued yellow heart**)
竭心黃(竭心黄) *exhausted yellow heart*

The animal continually bites the skin of its flanks, where it experiences an unbearable itch; low tail; it stamps on the ground. This condition comes from excessive fatigue following a long journey.

Fr 4.2 Traitement : *Yu-kin*, rhubarbe, *kan-tsao, seng-ty* (36ᵍ chacun); pulvériser et mettre dans dee l'eau chaude; saigner.

Tr 4.2 Treatment :-
- *yu-kin* = **yù jīn** 鬱金(郁金) Curcuma spp. root. *Inc.* turmeric.
- rhubarbe = **dà huáng** 大黃(大黄) Rheum spp. root/rhizome.
- *kan-tsao* = **gān cǎo** 甘草(甘艸) Glycyrrhiza spp. root. Licorice. Liquorice.
- *seng-ty* = **shēng dì** 生地 Rehmannia glutinosa root. Chinese foxglove.

36g of each of the above.

Make into a powder, & put into ● hot **water**; bleed.

> § Fr 5.1   *Sin-tsiao* (**cœur brûlé**).
>
> Cette affection est due à une privation d'aliments répétée souvent; une inflammation se produit intérieurement et détermine les accidents suivants : langue rouge; l'animal tire continuellement la langue; tête basse, mouvements brusques de tête.

§ Tr 5.1   *xīn qiáo* (**scorched heart**)
心燋 scorched heart

This condition is due to often repeated food deprivation; inflammation occurs internally and produces the following irregularities: red tongue; the animal continually pokes its tongue out; head down, sudden head movements.

> **Fr 5.2** Traitement : *Siao-houang-san* (vu), ou *tsin-tay-san*. — *Tsin-tay-houang-lien, houang-pe, po-ho, kie-keng, eul-tcha*; faire bouillir et donner tiéde.

Tr 5.2 Treatment :- **xiāo huáng sǎn** 消黄散（消黄散） *Dispersing Yellow [Swelling] Powder* (see **1.2** & **2.2** above), or **qīng dài sǎn** 青黛散 *Indigo Powder*:

- *tsin-tay* = **qīng dài** 青黛 Indigo naturalis. Indigo.
- *houang-lien* = **huáng lián** 黄連（黄连） Coptis spp. rhizome. Goldthread.
- *houang-pe* = **huáng bǎi** 黄柏（黄柏） Phellodendron spp. bark. Amur cork tree.
- *po-ho* = **bò hé** 薄荷 Mentha haplocalyx herb. Field mint.
- *kie-keng* = **jié gěng** 桔梗 Platycodon grandiflorus root. Balloon flower.
- *eul-tcha* = **ér chá** 兒茶（儿茶） Acacia catechu paste. Catechu.

- **Boil** & give lukewarm.

Fr 5.3 Autre remède : *Jin-seng-san.* — *Hoang-yo-tsee, ping-lang, yu-kin, fou-ling, ta-tsin, jin-seng, kan-tsao, seng-kiang* ; même quantité chacun; réduire en poudre, en prendre 36^g, ajouter miel, *hiang-yeou* (36^g), verser le tout dans de l'eau chaude et le faire prendre tiède; saigner.

Tr 5.3 Another remedy :- ***rén shēn sǎn*** 人參散（人参散）*Ginseng Powder*:

- *hoang-yo-tsee* = ***huáng yào zǐ*** 黃藥子（黄药子）Discorea bulbifera rhizome (tuber). Air yam/potato.
- *ping-lang* = ***bīng láng*** 檳榔（槟榔）Areca catechu nut. Betel.
- *yu-kin* = ***yù jīn*** 鬱金（郁金）Curcuma spp. root. *Inc.* turmeric.
- *fou-ling* = ***fú líng*** 茯苓 Poria cocos. Poria. China root.
- *ta-tsin* = ***dà qīng*** 大青 Indigofera tinctoria leaf/stem. True indigo.
- *jin-seng* = ***rén shēn*** 人參（人参）Panax ginseng root. Ginseng.
- *kan-tsao* = ***gān cǎo*** 甘草（甘艸）Glycyrrhiza spp. root. Licorice. Liquorice.
- *seng-kiang* = ***shēng jiāng*** 生薑（生姜）Zingiber officinalis fresh rhizome. Ginger.

The same quantity of each of the above.

Reduce to a powder, take 36g, add • **honey**, • ***xiāng yóu*** [= *hiang-yeou*] 香油 *sesame oil (36g), pour everything into* • hot **water** *& have it taken lukewarm; bleed.*

Fr 5.4 Autre remède : *Tsin-sin-san.* — *Tsee-tsee, houang-tsin, mou-tong, pe-tsee, chan-yo, kie-keng, houang-pě, tien-hoa-fen, nieou-pang-tsee, kieou-tsai* ; réduire en poudre (poids, 72^g), ajouter miel (72^g); mettre dans de l'eau chaude.

Tr 5.4 Another remedy :- **qīng xīn sǎn** 清心散 *Clearing Heart Powder*:

- *tsee-tsee* = **zhī zǐ** 梔子（栀子） Gardenia jasminoides fruit. Cape jasmine.
- *houang-tsin* = **huáng qín** 黃芩（黄芩） Scutellaria baicalensis root. Baical skullcap.
- *mou-tong* = **mù tōng** 木通 Akebia spp. stalk. Akebia.
- *pe-tsee* = **bái zhǐ** 白芷 Angelica dahurica root. Dahurican angelica.
- *chan-yo* = **shān yào** 山藥（山药） Dioscorea opposita rhizome. Chinese yam.
- *kie-keng* = **jié gěng** 桔梗 Platycodon grandiflorus root. Balloon flower.
- *houang-pě* = **huáng bǎi** 黃柏（黄柏） Phellodendron spp. bark. Amur cork tree.
- *tien-hoa-fen* = **tiān huā fěn** 天花粉 Trichosanthes kirilowii/rosthornii root. Chinese cucumber.
- *nieou-pang-tsee* = **niú bàng zǐ** 牛蒡子 Arctium lappa fruit. Great burdock.
- *kieou-tsai* = **kuí cài** 葵菜 Malva crispa fruit. Curly mallow.

Reduce to a powder (weight 72g), add • **honey** *(72g); put into* • *hot* **water**.

> § Fr 6.1   *Sin-jĕ* (**cœur brûlant**).
>
> Symptômes : tête basse, yeux larmoyants, oppression, naseaux bouchés, lèvres et langue rouges, inappétence. Cette maladie provient d'un grande échauffement.

§ Tr 6.1   *xīn rè* (**burning heart**)
心熱 burning heart

Symptoms : head down, watery eyes, breathlessness, clogged nostrils, red lips and tongue, loss of appetite. This disease comes from much heat.

Fr 6.2 Traitement : *Siao-hoang-san* (vu), ou *tsin-tay-san* (vu).

Tr 6.2 Treatment :- **xiāo huáng sǎn** 消黃散（消黄散）*Dispersing Yellow [Swelling] Powder* (see **1.2** & **2.2** above), or **qīng dài sǎn** 青黛散 *Indigo Powder* (see **5.2** above).

Fr 6.3 Si ces remèdes ne réusssissent pas, peu de temps après il y aura écoulement de sang par les naseaux; saigner aussitôt et donner *ta-houang-san*. — *Hoang-yo-tsee, hoan-tong-hoa, pe-mou, houang-kin, tsee-tsee, yu-kin, pe-yo-tsee, houang-pe, kin-kio, houang-lien,* rhubarbe, *kan-tsao*; réduire en poudre (poids, 36ᵍ); ajouter miel (36ᵍ); mettre dans de l'eau chaude.

Tr 6.3 If these remedies do not succeed, soon after there will be a flow of blood from the nostrils; bleed immediately, and give **dà huáng sǎn** 大黃散（大黄散）*Rhubarb Powder*:
- *hoang-yo-tsee* = **huáng yào zǐ** 黃藥子（黄药子）Discorea bulbifera rhizome (tuber). Air yam/potato.
- *hoan-tong-hoa* = **kuǎn dōng huā** 款冬花 Tussilago farfara flower. Coltsfoot.
- *pe-mou* = **bèi mǔ** 貝母（贝母）Fritillaria spp. bulb. Fritillary.

- *houang-kin* = **huáng jīng** 黄精（黄精）Polygonatum spp. rhizome. Siberian Solomon's seal.
- *tsee-tsee* = **zhī zǐ** 栀子（栀子）Gardenia jasminoides fruit. Cape jasmine.
- *yu-kin* = **yù jīn** 鬱金（郁金）Cucurma tuber. Turmeric.
- *pe-yo-tsee* = **bái yào zǐ** 白樂子 Trichosanthes bracteata/kirilowii seed. Chinese cucumber.
- *houang-pe* = **huáng bǎi** 黄柏（黄柏）Phellodendron spp. bark. Amur cork tree.
- *kin-kio* = **qín jiāo** 秦艽 Gentiana macrophylla root. Large leaf gentian.
- *houang-lien* = **huáng lián** 黃連（黄连）Coptis spp. rhizome. Goldthread.
- rhubarbe = **dà huáng** 大黃（大黄）Rheum spp. root/rhizome.
- *kan-tsao* = **gān cǎo** 甘草（甘艸）Glycyrrhiza spp. root. Licorice. Liquorice.

Reduce to a powder (weight 36g); add • **honey** *(36g); put into* • *hot* **water**.

Fr 6.4 Autre remède : *Ma-houang-san. — Nan-sin, pe-fou-tsee, pe-kiang-san, pe-ky-ly, he-tong-pe. he-fou-tsee, ou-che, ma-houang, tchuen-hiong, fang-fong, kan-tsao, tien-ma, ko-pen, houei-sin* (3^g,68 chacun); réduire en poudre (poids, 36g); ajouter *hiang-yeou* (36g), miel (72g), œufs (4); verser le tout dans de l'eau chaude et le faire prendre tiède.

Tr 6.4 Another remedy : - **má huáng sǎn** 麻黃散（麻黄散）*Ephedra Powder*:
- *nan-sin* = **nán xīng** 南星 Arisaema erubescens prepared rhizome. Jack-in-the-pulpit.

- *pe-fou-tsee* = **bái fù zǐ** 白附子 Typhonium giganteum prepared rhizome. Giant voodoo lily.
- *pe-kiang-san* = **bái jīang cán** 白僵蠶(白僵蚕) Bombyx spp. Body of sick silkworm.
- *pe-ky-ly* = **bái jí lí** 白蒺藜 Tribulus terrestris fruit. Caltrop. Puncture vine.
- *he-tong-pe* = **hǎi tóng pí** 海桐皮 1. Erythrina variegata bark. Coral-bean bark. 2. Bombax malabaricum bark. Bombax.
- *he-fou-tsee* = **hēi fù zǐ** 黑附子 Aconitum carmichaeli prepared accessory root. Sichuan aconite.
- *ou-che* = **wū shé** 烏蛇(乌蛇) Zaocys dhumnades. Black-striped snake.
- *ma-houang* = **má huáng** 麻黃(麻黄) Ephedra spp. leaf/stem. Ephedra.
- *tchuen-hiong* = **chuān xiōng** 川芎 Ligusticum chuanxiong rhizome. Sichuan lovage root.
- *fang-fong* = **fáng fēng** 防風(防风) Saposhnikovia divaricata root. Saposhnikovia.
- *kan-tsao* = **gān cǎo** 甘草(甘艸) Glycyrrhiza spp. root. Licorice. Liquorice.
- *tien-ma* = **tiān má** 天麻 Gastrodia elata rhizome. Gastrodia.
- *ko-pen* = **kǔ bǎn** 苦板 Cirsium chinense herb. Thistle.
- *houei-sin* = **huī xiàn** 灰莧(灰苋) Chenopodium album seed. Pigweed.

Reduce to a powder (weight 36g), add • **xiāng yóu** [= *hiang-yeou*] 香油 *sesame oil (36g)* • **honey** *(72g)* • *4* **eggs**; *pour everything into* • *hot* **water**, *& have it taken lukewarm.*

> **§ Fr 7.1**   *Tsee-sin-houang* (**cœur jaune bleuâtre**).
>
> Symptômes : oppression, haleine froide, tête basse, mucosités blanches coulant par la bouche; inappétence, difficulté dans la déglutition, agitation des flancs, oreilles basses, langue d'abord jaunâtre, ensuite bleuâtre. Cette affection, qui est très-grave, provient d'une indigestion dans les grandes chaleurs.

§ Tr 7.1   *shí xīn huáng* (**bluish yellow heart**)
时心黃（时心黄）*seasonal yellow heart*

Symptoms : breathlessness, cold breath, low head, white mucus flowing from the mouth; lack of appetite, difficulty in swallowing, flanks shaking, low ears, tongue initially yellowish, then bluish. This condition, which is very serious, comes from impaired digestion in the height of summer.

Fr 7.2 Traitement : *Tchin-tsin-san*. — *Tchou-cha, fou-chin, jin-seng, fang-fong, kan-tsao, yuen-tche, yu-kin, houang-lien, houang-tsin, ma-houang, tsee-tsee*; réduire en poudre (poids, 36^g), fiel de cochon (1), œufs (4), miel (36^g); mettre dans de l'eau chaude et faire prendre tiède; saigner.

Tr 7.2 Treatment :- *jīn qīng sǎn* 金清散 *Metal Clearing Powder*:
- *tchou-cha* = **zhū shā** 朱砂 Cinnabar. Red mercury sulphide.
- *fou-chin* = **fú shén** 茯神 Poria cocos root/innermost part. Root poria.
- *jin-seng* = **rén shēn** 人參（人参）Panax ginseng root. Ginseng.
- *fang-fong* = **fáng fēng** 防風（防风）Saposhnikovia divaricata root. Saposhnikovia.
- *kan-tsao* = **gān cǎo** 甘草（甘艹）Glycyrrhiza spp. root. Licorice. Liquorice.
- *yuen-tche* = **yuǎn zhì** 遠志（远志）Polygala spp. root. Thinleaf milkwort.

- *yu-kin* = ***yù jīn*** 鬱金（郁金） Cucurma tuber. Turmeric.
- *houang-lien* = ***huáng lián*** 黃連（黄连） Coptis spp. rhizome. Goldthread.
- *houang-tsin* = ***huáng qín*** 黃芩（黄芩） Scutellaria baicalensis root. Baical skullcap.
- *ma-houang* = ***má huáng*** 麻黃（麻黄） Ephedra spp. leaf/stem. Ephedra.
- *tsee-tsee* = ***zhī zǐ*** 梔子（栀子） Gardenia jasminoides fruit. Cape jasmine.

Reduce to a powder (weight 36g), • **bile** *from 1 pig's gallbladder* • **4 eggs** • **honey** *(36g); put into* • *hot* **water** *& have it taken lukewarm; bleed.*

Fr 7.3 Beaucoup de vétérinaires, avant d'administrer ce remède, font prendre à l'animal *tang-kouei-san*. — *Tang-kouei, ou-oey-tsee, pe-yo-tsee, mou-yo, sy-sin, ho-pen, ho-po, pe-tsee, tsien-lieou, tsin-py, cho-yo, tchin-py, seng-kiang*; réduire en poudre (poids, 36ᵍ); mettre dans de l'eau chaude et donner tiède.

Tr 7.3 Many veterinarians, before administering this remedy, make the animal take ***dāng guī sǎn*** 當歸散（当归散）*Angelica Powder*:
- *tang-kouei* = ***dāng guī*** 當歸（当归） Angelica sinensis root. Chinese angelica.
- *ou-oey-tsee* = ***wǔ wèi zǐ*** 五味子 Schisandra spp. fruit. Five-flavour berry.
- *pe-yo-tsee* = ***bái yào zǐ*** 白藥子 Trichosanthes bracteata/kirilowii seed. Chinese cucumber.
- *mou-yo* = ***mò yào*** 沒藥（没药） Myrrh.
- *sy-sin* = ***xì xīn*** 細辛（细辛） Asarum spp. root/rhizome. Chinese wild ginger.

- *ho-pen* = **hóu bǎn [lì]** 猴板[栗] Aesculus spp. nut. Horse chestnut.
- *ho-po* = **hòu pò** 厚朴 Magnolia officinalis bark. Magnolia.
- *pe-tsee* = 1. **bǎi zǐ** 柏子 Platycladus orientalis/Biota orientalis seed. Thuja/Biota. 2. **bèi zǐ** 貝子（贝子）Cowry shell.
- *tsien-lieou* = **chēng liǔ** 檉柳（柽柳）Tamarix chinensis twig & leaf. Tamarisk.
- *tsin-py* = **qīng pí** 青皮 Citrus reticulata green peel. Tangerine.
- *cho-yo* = **sháo yào** 芍藥（芍药）Paeonia spp. rubra root. Red peony root.
- *tchin-py* = **chén pí** 陳皮（陈皮）Citrus reticulata aged peel. Tangerine.
- *seng-kiang* = **shēng jiāng** 生薑（生姜）Zingiber officinalis fresh rhizome. Ginger.

*Reduce to a powder (weight 36g); put into ● hot **water**, & give lukewarm.*

> **§ Fr 8.1** *Sin-han* (**cœur sec**).
>
> Symptômes : tête basse, oppression, vue obscure; l'animal se couche sans cesse; bruit dans le ventre, mouvement continuel de tête à droite ou à gauche; langue jaune.

§ Tr 8.1 *xīn gān* (**dry heart**)
心乾（心干）*dry heart*

Symptoms : low head, breathlessness, eyes obscured; the animal is bedded down continuously; noise in the belly, continual movement of head to the right or left; yellow tongue.

Fr 8.2 Traitement : *Sy-sin, tchin-py, tsao-kiao*, oignons, sel; faire bouillir.

Tr 8.2 Treatment :-
- *Sy-sin* = ***xì xīn*** 細辛（细辛） Asarum spp. root/rhizome. Chinese wild ginger.
- *tchin-py* = ***chén pí*** 陳皮（陈皮） Citrus reticulata aged peel. Tangerine.
- *tsao-kiao* = ***zào jiǎo*** 皂角 Gleditsia sinensis fruit. Chinese honeylocust.
- **onions.**
- **salt.**

- ***Boil.***

Fr 8.3 Autre remède : *Tsy-pao-san.* - *Tsien-lieou, tche-cho-yo, tang-kouei, ho-po, tsin-py, tchin-py*, gingembre (11ᵍ chacun), miel (36ᵍ); mettre le tout dans de l'eau chaude.

Tr 8.3 Another remedy :- ***zhì bǎo sǎn*** 至寶散（至宝散）*Most Precious Powder*:
- *tsien-lieou* = ***chēng liǔ*** 檉柳（柽柳）Tamarix chinensis twig & leaf. Tamarisk.
- *tche-cho-yo* = ***chì sháo yào*** 赤芍藥（赤芍药）Paeonia spp. rubra root. Red peony root.
- *tang-kouei* = ***dāng guī*** 當歸（当归）Angelica sinensis root. Chinese angelica.
- *ho-po* = ***hòu pò*** 厚朴 Magnolia officinalis bark. Magnolia.
- *tsin-py* = ***qīng pí*** 青皮 Citrus reticulata green peel. Tangerine.
- *tchin-py* = ***chén pí*** 陳皮（陈皮）Citrus reticulata aged peel. Tangerine.
- gingembre = ***ginger rhizome.***

11g of each of the above.
- **honey (36g).**

Put everything into ● hot **water**.

Fr 8.4 Autre remède : *Tiang-hiang, fang-ky, tang-kouei, ma-houang-tchuen, ou yuen-kou-tsiang-kao* (11^g chacun), réduire en poudre; ajoutez oignons, miel (36^g); faire bouillir le tout ensemble.

Tr 8.4 Another remedy :-
- *tiang-hiang* = ***jiàng xiāng*** 降香 Dalbergia odorifera wood. Scented rosewood.
- *fang-ky* = ***fáng jǐ*** 防己 Stephania tetrandra root. Stephania.
- *tang-kouei* = ***dāng guī*** 當歸（当归）Angelica sinensis root. Chinese angelica.
- *ma-houang-tchuen* = ***má huáng gēn*** 麻黃根（麻黄根）Ephedra spp. root. Ephedra.

- or *yuen-kou-tsiang-kao* = **yuán [dòu] kòu** 圓[豆]蔻(圆[豆]蔻) Amomum cardamom fruit. Green cardamom. *together with* **xiāng gǎo [běn]** 香藁[本] Ligusticum spp. rhizome. Chinese lovage.

11g of each of the above.

Reduce to a powder; add ●***onions*** ● ***honey*** *(36g);* ● ***boil*** *everything together.*

> § **Fr 9.1** *Sin-che* (**cœur humide**).
>
> Cette affection provient d'un refroidissement causé par un séjour trop prolongé dans un lieu humide.
> Symptômes : écoulement de sang goutte à goutte par la bouche; mouvements continuels des mâchoires et de la langue; mouvements de la tête, oreilles basses, yeux larmoyants, prostration; l'animal reste toujours couché et n'aime pas changer de place; langue rouge.

§ **Tr 9.1** *xīn shī* (**damp heart**)
心濕(心湿) *damp heart*

This condition comes from chilling caused by staying too long in a damp place.

Symptoms : a flow of blood drop by drop from the mouth; continual movements of the jaw and tongue; head movements, low ears, watery eyes, prostration; the animal always remains lying down and does not like to change its place; red tongue.

Fr 9.2 Traitement : Saignées; quelquefois après la saignée, la partie qui entoure la veine devient tuméfiée; appliquer alors sur cette partie la cataplasme appelé *hiong-houang-san*. — *Hiong-houang, pe-ky, pe-lien, long-kou, ta-houang* (3ᵍ,78); réduire en poudre; ajouter un peu d'eau; donner ensuite à l'animal *siao-hoang-san* (vu), trois fois; ensuite *tschin-tsin-san* (vu).

Tr 9.2 Treatment :- bleeding; sometimes after bleeding, the tissue which surrounds the vein becomes swollen; then apply to this a poultice called ***xióng huáng sǎn*** 雄黃散(雄黄散) *Realgar Powder*:
- *hiong-houang* = ***xióng huáng*** 雄黃(雄黄) Realgar. Ruby of arsenic.
- *pe-ky* = ***bái jí*** 白及 Bletilla striata rhizome. Bletilla.

- *pe-lien* = **bái liàn** 白蘞（白蔹）Ampelopsis japonica root. Ampelopsis. Peppervine.
- *long-kou* = **lóng gǔ** 龍骨（龙骨）Dragon bone. Fossil bone.
- *ta-houang* = **dà huáng** 大黃（大黄）Rheum spp. root/rhizome. Rhubarb.

3.78g [of each].

Reduce to a powder; add • **water**, *a little.*

Then give the animal **xiāo huáng sǎn** 消黃散（消黄散）*Dispersing Yellow [Swelling] Powder* (see **1.2** & **2.2** above) *thrice.*

Then **qīng jīn sǎn** 金清散 *Metal Clearing Powder* (see **7.2** above).

Fr 9.3 Cette maladie est très-grave; sa durée est de quatre ou cinq jours.

Tr 9.3 This illness is very serious; its duration is 4 or 5 days.

§ **Fr 10.1**   *Sin-tsio* (**cœur fatigué**)

Cette affection est très-grave; elle est due à empoisonnement par des herbes septiques; elle se déclare longtemps après que les herbes ont été mangées.

§ **Tr 10.1**   *xīn qú* (**tired heart**)
心癯 *tired heart*

This condition is very serious; it is due to poisoning by some septic herbs; it is manifest long after the herbs have been eaten.

Fr 10.2 Symptômes : Perte des poils, amaigrissement inappétence, langue rouge, haleine froide, prostration, ennui quand il faut se remuer ou marcher; l'animal reste couché; lui donner une fois *tchin-tsin-san*. — *Jin-seng, kie-keng, pe-tsee, pe-fou-ling* (36^g chacun); réduire en poudre, mettre dans de l'eau chaude; dès que l'animal ira un peu mieux, lui donner à manger des feuilles de bambou, et lui faire prendre le remède suivant : *Y-tche, ping-lang, tou-ko, pe-tchou, cho-yo, sy-sin, ou-oey-tsee, tang-kouei, ho-po, cha-jin, kan-tsao, mou-hiang, pe-tsee, tchuen-hiong, tsao-ko, tsin-py* (11^g chacun), gingembre (4^g), jujubes (7); faire bouillir.

Tr 10.2 Symptoms : Loss of hair, loss of appetite, red tongue, cold breath, prostration, weariness when it is necessary to move or walk; the animal remains lying down; give once ***jīng qìng sǎn*** 經清散 (经清散) *Channel Clearing Powder*:

- *jin-seng* = ***rén shēn*** 人參 (人参) Panax ginseng root. Ginseng.
- *kie-keng* = ***jié gěng*** 桔梗 Platycodon grandiflorus root. Balloon flower.
- *pe-tsee* = ***bái zhǐ*** 白芷 Angelica dahurica root. Dahurican angelica.

- *pe-fou-ling* = **bái fú líng** 白茯苓 White Poria cocos. Poria.

    36g of each of the above.

*Reduce to a powder, put into ● hot **water**; as soon as the animal is a little better, give him ● **bamboo leaves** to eat, and make him take the following remedy:*

- *y-tche* = **yì zhì** 益智 Dimocarpus longan fruit. Longan.
- *ping-lang* = **bīng láng** 檳榔（槟榔）Areca catechu nut. Betel.
- *tou-ko* = **dòu kòu** 豆蔻 Amomum spp. fruit. Round cardamom.
- *pe-tchou* = **bái chǒu** 白丑 Pharbitis spp. seed. Morning glory.
- *cho-yo* = **sháo yào** 芍藥（芍药）Paeonia spp. rubra root. Red peony root.
- *sy-sin* = **xì xīn** 細辛（细辛）Asarum spp. root/rhizome. Chinese wild ginger.
- *ou-oey-tsee* = **wǔ wèi zǐ** 五味子 Schisandra spp. fruit. Five-flavour berry.
- *tang-kouei* = **dāng guī** 當歸（当归）Angelica sinensis root. Chinese angelica.
- *ho-po* = **hòu pò** 厚朴 Magnolia officinalis bark. Magnolia.
- *cha-jin* = **shā rén** 砂仁 Amomum spp. fruit. Grains-of-paradise.
- *kan-tsao* = **gān cǎo** 甘草（甘艹）Glycyrrhiza spp. root. Licorice. Liquorice.
- *mou-hiang* = **mù xiāng** 木香 Aucklandia lappa root. Saussurea.
- *pe-tsee* = **bái zhǐ** 白芷 Angelica dahurica root. Dahurican angelica.
- *tchuen-hiong* = **chuān xiōng** 川芎 Ligusticum chuanxiong rhizome. Sichuan lovage root.

- *tsao-ko* = ***cǎo kòu*** 草蔻 Alpinia katsumadai seed. Katsumada's galangal.
- *tsin-py* = ***qīng pí*** 青皮 Citrus reticulata green peel. Tangerine.

11g of each of the above.

- gingembre = **ginger rhizome**.   *4g.*
- **7 *jujubes***.

- **Boil**.

> § Fr 11.1   *Fey-lao* (**fatigue du poumon**).
>
> Cette maladie provient d'un refroidissement subit apres une fatigue extrème.
> Symptômes : langue rouge, lèvres blanches, amaigrissement, inappétence, engorgement de la membrane pituitaire, bruit dans les naseaux,; mouvements continuels de la mâchoire, écoulement de mocosités par la bouche.

§ Tr 11.1   *fèi láo* (**lung fatigue**)
肺勞（肺劳）*lung taxation*

This ailment comes from sudden chilling after extremely hard work.

Symptoms : red tongue, white lips, weight loss, lack of appetite, engorgement of the pituitary membrane [nasal mucosa], noise in the nostrils; continual movements of the jaw, flow of mucus from the mouth.

Fr 11.2   Traitement : *Pan-hia-san*. — *Pan-hia, ching-ma, fang-fong, pe-fan* (7^g,36 chacun); réduire en poudre; ajouter farine du froment (11^g,04), miel (36^g), gingembre (11^g,04); mettre dans de l'eau chaude.

Tr 11.2   Treatment :- **bàn xià sǎn** 半夏散 *Pinellia Powder*:

- *pan-hia* = **bàn xià** 半夏 Pinellia ternata rhizome. Pinellia.
- *ching-ma* = **qǐng má** 苘麻 Abutilon theophrasti seed. Chingma abutilon. Chinese jute. Indian mallow.
- *fang-fong* = **fáng fēng** 防風（防风） Saposhnikovia divaricata root. Saposhnikovia.
- *pe-fan* = **bái fán** 白礬（白矾） Alumen. Alum.

                               7.36g of each of the above.

Reduce to a powder; add • **wheat flour** *(11.04g)* • **honey** *(36g)* • **ginger rhizome** *(11.04g); put into* • **hot water**.

Fr 11.3 Autre remède : *Tsee-chou-san.* — *Tsee-chou* (les feuilles), *tong-ly, sin-ling, kan-tsao, pe-mou, fang-ky, tang-kouei, tie-kang, mou-tong, tsien-lieou,* même quantité chacun; mettre dans de l'eau.

Tr 11.3 Another remedy :- ***cì shù sǎn*** 刺樹散（刺树散）*Ilex Powder*:

- *tsee-chou* = ***cì shù*** 刺樹（刺树） Ilex cornuta (leaves). Chinese holly.
- *tong-ly* = ***dōng lǜ*** 冬綠（冬绿） Pyrola spp, herb. Wintergreen.
- *sin-ling* = ***qín lǐng [dǎng shēn]*** 秦嶺［黨參］（秦岭［党参］） Codonopsis tsinlingensis root. [Substitute for C. pilosula.]
- *kan-tsao* = ***gān cǎo*** 甘草（甘艸） Glycyrrhiza spp. root. Licorice. Liquorice.
- *pe-mou* = ***bèi mǔ*** 貝母（贝母） Fritillaria spp. bulb. Fritillary.
- *fang-ky* = ***fáng jǐ*** 防己 Stephania tetrandra root. Stephania.
- *tang-kouei* = ***dāng guī*** 當歸（当归） Angelica sinensis root. Chinese angelica.
- *tie-kang* = ***tiē gěng*** 貼梗（梗贴） Chaenomeles lagenaria fruit. Chinese quince.
- *mou-tong* = ***mù tōng*** 木通 Akebia spp. stalk. Akebia.
- *tsien-lieou* = ***chēng liǔ*** 檉柳（柽柳） Tamarix chinensis twig & leaf. Tamarisk.

The same quantity of each; put into ● ***water***.

Fr 11.4 Autre remède : *Pe-mou-san.* — *Pe-mou, tsee-tsee, kie-keng, kan-tsao, hing-jin, tsee-yuen, nieou-pang-tsee* ; mettre dans de l'eau chaude.

Tr 11.4 Another remedy :- ***bèi mǔ sǎn*** 貝母散（贝母散）*Fritillaria Powder*:

- *pe-mou* = ***bèi mǔ*** 貝母（贝母） Fritillaria spp. bulb. Fritillary.

- *tsee-tsee* = ***zhī zǐ*** 栀子（栀子） Gardenia jasminoides fruit. Cape jasmine.
- *kie-keng* = ***jié gěng*** 桔梗 Platycodon grandiflorus root. Balloon flower.
- *kan-tsao* = ***gān cǎo*** 甘草（甘艸） Glycyrrhiza spp. root. Licorice. Liquorice.
- *hing-jin* = ***xìng rén*** 杏仁 Prunus spp. seed/kernel. Apricot.
- *tsee-yuen* = ***zǐ yuàn*** 紫菀 Aster tartaricus root. Purple aster.
- *nieou-pang-tsee* = ***niú bàng zǐ*** 牛蒡子 Arctium lappa fruit. Great burdock.

Put into hot water.

Fr 11.5 Si un peu de mieux se déclare, faire prendre *tsin-fey-san*. — *Mou-leang-ken, kan-tsao, pe-mou, kie-keng* (7ᵍ,36 chacun); réduire en poudre; ajouter miel (36ᵍ), *hiang-yeou* (36ᵍ), *hiang-my* ; faire bouillir.

Tr 11.5 If some improvement becomes apparent, give ***qīng fèi sǎn*** 清肺散 Clearing Lung Powder:
- *mou-leang-ken* = ***mù liáng gēn*** 木粮根 Gossypium herbaceum root. Levant cotton root.
- *kan-tsao* = ***gān cǎo*** 甘草（甘艸） Glycyrrhiza spp. root. Licorice. Liquorice.
- *pe-mou* = ***bèi mǔ*** 貝母（贝母） Fritillaria spp. bulb. Fritillary.
- *kie-keng* = ***jié gěng*** 桔梗 Platycodon grandiflorus root. Balloon flower.

7.36g of each of the above.

Reduce to a powder; add • **honey** *(36g)* • ***xiāng yóu*** [= *hiang-yeou*] 香油 *sesame oil (36g)* • ***xiāng mài*** [= *hiang-my*] 香麥（香麦） *oats.* • ***Boil***.

> **§ Fr 12.1** *Sin-fey-ping* (maladie du cœur et du poumon).
>
> Symptômes : langue et lèvres blanches; paresse, somnolence; l'animal aime à se coucher; souvent, après avoir bu, il rend l'eau par les naseaux; mucosités bilieuses coulant par la bouche; mouvements des mâchoires.

§ Tr 12.1 *xīn fèi bìng* (**disease of the heart & lung**)
心肺病 *heart-lung disease*

Symptoms : tongue and lips white; laziness, drowsiness; the animal likes to lie down; often, after drinking, it expels the water through its nostrils; bilious mucus flowing from the mouth; movements of the jaw.

Fr 12.2 Traitement : Saigner de suite et donner *tsain-fey-sian* (vu), ou *ly-fey-san* (vu), ou *fey-fong-san*. — *Man-kin-tsee, oey-ling-sien, ho-cheou*[-ou], ~~ou~~ *hou-seng* (11ᵍ chacun); réduire en poudre; ajouter sucre (36ᵍ); mettre dans de l'eau chaude.

Tr 12.2 Treatment : Bleed immediately and give **qīng fèi sǎn** 清肺散 *Clearing Lung Powder* (see **11.5**), or **lǐ fèi sǎn** 理肺散 *Rectify Lung Powder* (see **1.4**), or **fèi fēng sǎn** 肺風散(肺风散) *Lung Wind Powder* [alternative formula for that in **2.9** above]:

- *man-kin-tsee* = **màn jīng zǐ** 蔓荊子 Vitex spp. fruit. Vitex.
- *oey-ling-sien* = **wěi líng xiān** 威靈仙(威灵仙) Clematis spp. root. Chinese clematis.
- *ho-cheou-ou* = **hé shǒu wū** 何首烏(何首乌) Polygonum multiflorum root. Flowery knotweed. Fleece flower.
- *hou-seng* = **hù shēng [cǎo]** 護生[草](护生[草]) Capsella bursa-pastoris entire plant. Shepherd's purse.

11g of each of the above.

Reduce to a powder; add • **sugar** *(36g); put into* • *hot* **water**.

Fr 12.3 Cette affection provient d'une nourriture peu réglée, ou bien diume trop grande quantité d'eau avalée par l'animal.

Tr 12.3 This condition comes from a poorly regulated diet or from too much water having been swallowed by the animal.

> § **Fr 13.1** *Fey-kia-tong* (**douleur à la poitrine et au poumon**).
>
> Symptômes : oppression; l'animal se couche; sueur à la tête; tête basse; il frappe la terre avec le pied; borborygmes.

§ **Tr 13.1**   *fèi xié tòng* (**chest & lung pain**)
肺脅痛（肺胁痛）*lung & rib-side pain*

Symptoms : breathlessness; the animal lies down; sweaty head; head down; it stamps on the ground; rumbling of the bowels.

Fr 13.2 Traitement : Saigner et donner *siao-hoang-san* (vu), *ly-fey-san* (vu), ou *fang-fong-san*. — *Fang-fong, tou-ko, lien-kiao, ching-ma, tsay-hou, chan-yo, ou-yo, tsiang-ko, tang-kouei, kan-tsao, fou-tsee, ko-ken* (7ᵍ,36 chacun); réduire en poudre; ajouter *hiang-yeou* (36ᵍ); mettre dans de l'eau. Dans le cas où la douleur est grande et la maladie grave, donner *tsee-tong-san*. — *Tang-kouei, mo-yo, ta-houang, cho-yo, kan-tsao, houang-yo-tsee, tan-py, py-pa-ye, tien-hoa-fen* (7ᵍ,36), *hong-hoa* (11ᵍ); réduire en poudre; miel (7ᵍ,36); mettre dans de l'eau chaude.

Tr 13.2   Treatment :-   Bleed, and give **xiāo huáng sǎn** 消黃散（消黄散）*Dispersing Yellow [Swelling] Powder* (see **1.2** & **2.2**), or **lǐ fèi sǎn** 理肺散 *Rectify Lung Powder* (see **1.4**), or **fáng fēng sǎn** 防風散（防风散）*Saposhnikovia Powder*:

- *fang-fong* = **fáng fēng** 防風（防风） Saposhnikovia divaricata root. Saposhnikovia.
- *tou-ko* = **dòu kòu** 豆蔻 Amomum spp. fruit. Round cardamom.
- *lien-kiao* = **lián qiào** 連翹（连翘） Forsythia suspensa fruit. Forsythia.
- *ching-ma* = **qǐng má** 苘麻 Abutilon theophrasti seed. Chingma abutilon. Chinese jute. Indian mallow.
- *tsay-hou* = **chái hú** 柴胡 Bupleurum spp. root. Hare's ear.

- *chan-yo* = **shān yào** 山藥（山药）Dioscorea opposita rhizome. Chinese yam.
- *ou-yo* = **wū yào** 烏藥（乌药）Lindera aggregata root. Lindera.
- *tsiang-ko* = **xiāng gǎo [běn]** 香藁［本］Ligusticum spp. rhizome. Chinese lovage.
- *tang-kouei* = **dāng guī** 當歸（当归）Angelica sinensis root. Chinese angelica.
- *kan-tsao* = **gān cǎo** 甘草（甘艸）Glycyrrhiza spp. root. Licorice. Liquorice.
- *fou-tsee* = **fù zǐ** 附子 Aconitum carmichaeli prepared accessory root. Sichuan aconite.
- *ko-ken* = **gé gēn** 葛根 Pueraria spp. root. Kudzu vine.

7.36g of each of the above.

Reduce to a powder; add • **xiāng yóu** [= *hiang-yeou*] 香油 *sesame oil (36g); put into* • **water**.

Where the pain is severe, and the illness serious, give **zhǐ tòng sǎn** 止痛散 *Stop Pain Powder*:
- *tang-kouei* = **dāng guī** 當歸（当归）Angelica sinensis root. Chinese angelica.
- *mo-yo* = **mò yào** 沒藥（没药）Myrrh.
- *ta-houang* = **dà huáng** 大黃（大黄）Rheum spp. root/rhizome. Rhubarb.
- *cho-yo* = **sháo yào** 芍藥（芍药）Paeonia spp. rubra root. Red peony root.
- *kan-tsao* = **gān cǎo** 甘草（甘艸）Glycyrrhiza spp. root. Licorice. Liquorice.
- *houang-yo-tsee tsee* = **huáng yào zǐ** 黃藥子（黄药子）Discorea bulbifera rhizome (tuber). Air yam/potato.
- *tan-py* = **dān pí** 丹皮 Paeonia suffruticosa root bark. Tree peony.

- *py-pa-ye* = ***pí pa yè*** 枇杷葉（枇杷叶）Eriobotrya japonica leaf. Loquat.
- *tien-hoa-fen* = ***tiān huā fěn*** 天花粉 Trichosanthes kirilowii/rosthornii root. Chinese cucumber.

7.36g [of each].
- *hong-hoa* = ***hóng huā*** 紅花（红花）Carthamus tinctorius flower. Safflower.

11g.

Reduce to a powder; • **honey** *(7.36g); put into* • *hot **water**.*

> § **Fr 14.1** *Fey-kia-huang* (**Poitrine et poumons jaunes**).
>
> Cette affection provient de fatigue trop grande ou de courses rapides.
>
> Symptômes : oppression, naseaux engorgés, tête basse, yeux fixes, sorte d'ivresse, inappétence, mouvements des mâchoires, mucosités coulant par la bouche, oreilles basses, difficulté à ouvrir la bouche.

§ **Tr 14.1** *fèi xié huáng* (**yellow chest & lungs**)
肺脅黃 (肺胁黄) *yellow lung & rib-side*

This condition arises from too much fatigue or from rapid rides.

Symptoms : breathlessness, obstructed nostrils, low head, fixed eyes, a kind of drunkenness, lack of appetite, movements of the jaw, mucus flowing from the mouth, low ears, difficulty in opening the mouth.

Fr 14.2 Traitement : Saigner.
Remède : *Ly-fey-san* (vu), ou *tsin-fey-san*, ou *siao-hoang-san* (au début). Dans le cas où ces remèdes ne reussiraient pas, donner *kien-py-san*. — Tang-kouei (11ᵍ), pe-tchou (7ᵍ), kan-tsao (11ᵍ), tsang-pou (11ᵍ), cha-jin (7ᵍ), tso-sie (11ᵍ), ho-po (11ᵍ), jou-kouei (11ᵍ), tsin-py (7ᵍ), tchin-py (11ᵍ), kan-kiang (4ᵍ), ou-oey-tsee (11ᵍ), pe-fou-ling (11ᵍ); réduire en poudre; miel (72ᵍ), hiang-yeou (72ᵍ), œufs (4); mettre dans de l'eau chaude.

Tr 14.2 Treatment :- Bleeding.
Remedy :- ***lǐ fèi sǎn*** 理肺散 Rectify Lung Powder (see **1.4**), or ***qīng fèi sǎn*** 清肺散 Clearing Lung Powder [see **11.5**], or ***xiāo huáng sǎn*** 消黃散 (消黄散) Dispersing Yellow [Swelling] Powder (see **1.2**).

In the case where these remedies do not succeed, give *jiàn pí săn* 健脾散 *Fortify Spleen Powder*:

- *tang-kouei* = **dāng guī** 當歸(当归) Angelica sinensis root. Chinese angelica. *11g.*
- *pe-tchou* = **bái chŏu** 白丑 Pharbitis spp. seed. Morning glory. *7g.*
- *kan-tsao* = **gān căo** 甘草(甘艸) Glycyrrhiza spp. root. Licorice. Liquorice. *11g.*
- *tsang-pou* = **chāng pú** 菖蒲 Acorus calamus rhizome. Sweetflag. *11g.*
- *cha-jin* = **shā rén** 砂仁 Amomum spp. fruit. Grains-of-paradise. *7g.*
- *tso-sie* = **zé xiè** 澤瀉(泽泻) Alisma orientalis rhizome. Water plantain. *11g.*
- *ho-po* = **hòu pò** 厚朴 Magnolia officinalis bark. Magnolia. *11g.*
- *jou-kouei* = **ròu guì** 肉桂 Cinnamomum cassia inner bark. Saigon cinnamon. *11g.*
- *tsin-py* = **qīng pí** 青皮 Citrus reticulata green peel. Tangerine. *7g.*
- *tchin-py* = **chén pí** 陳皮(陈皮) Citrus reticulata aged peel. Tangerine. *11g.*
- *kan-kiang* = **gān jiāng** 乾薑(干姜) Zingiber officinalis dried rhizome. Ginger. *4g.*
- *ou-oey-tsee* = **wŭ wèi zĭ** 五味子 Schisandra spp. fruit. Five-flavour berry. *11g.*
- *pe-fou-ling* = **bái fú líng** 白茯苓 White Poria cocos. Poria. *11g.*

Reduce to a powder; • **honey** *(72g)* • **xiāng yóu** [= *hiang-yeou*] 香油 *sesame oil (72g)* • *4* **eggs**; *put into* • *hot* **water**.

> § **Fr 15.1** *Fey-jong* (**abcès au poumon**).
>
> Symptômes : toux, mucosités coulant par la bouche; oppression; dès que l'animal est sorti de l'écurie, il est pris d'une sorte de folie; à l'écurie il se couche et se plaint continuellement; lèvres noires, sèches, langue noire, mucosités coulant par les naseaux dès qu'il respire avec force; étant couché, il porte la tête vers le ciel, ouvre la bouche et témoigne une grande oppression; sueur sur tout le corps.
> Cette affection est due à un empoisonnement miasmatique.

§ **Tr 15.1** *fèi zhǒng* (**lung abscess**)
  肺腫（肺肿） *lung swelling*

Symptoms : cough, mucus flowing from the mouth; breathlessness; as soon as the animal has left the stable, it is seized with a sort of madness; in the stable it lies down and complains continually; black, dry lips, black tongue, mucus flowing from the nostrils as soon as it breathes with force; lying down, it raises its head towards the sky, opens its mouth and exhibits very laboured breathing; sweat all over the body.

This condition is due to miasmatic poisoning.

Fr 15.2 Traitement : Saigner.
  Remède : *Pe-ky-san.- Pe-ky, yu-tchin, tsee-tsee, kan-tsao, hoang-lien, fang-fong, hing-jin, ngo-kio, hoa-lo* ; réduire en poudre (72ᵍ), miel (36ᵍ), *heang-yeou* (36ᵍ); mettre dans de l'eau chaude.

Tr 15.2 Treatment:- Bleeding.
Remedy :- **bái jí sǎn** 白及散 *Bletilla Powder*:
- *pe-ky* = **bái jí** 白及 Bletilla striata rhizome. Bletilla.
- *yu-tchin* = **yù jīn** 鬱金（郁金） Curcuma spp. root. *Inc.* turmeric.
- *tsee-tsee* = **zhī zǐ** 梔子（栀子） Gardenia jasminoides fruit. Cape jasmine.

- *kan-tsao* = **gān cǎo** 甘草（甘艸） Glycyrrhiza spp. root. Licorice. Liquorice.
- *hoang-lien* = **huáng lián** 黃連（黄连） Coptis spp. rhizome. Goldthread.
- *fang-fong* = **fáng fēng** 防風（防风） Saposhnikovia divaricata root. Saposhnikovia.
- *hing-jin* = **xìng rén** 杏仁 Prunus spp. seed/kernel. Apricot.
- *ngo-kio* = **ē jiāo** 阿膠（阿胶） Ass/donkey-hide gelatin/glue.
- *hoa-lo* = **guā lóu** 瓜蔞（瓜蒌） Trichosanthes kirilowii/rosthornii fruit. Chinese cucumber.

Reduce to a powder (72g), • **honey** *(36g)* • **xiāng yóu** [= *hiang-yeou*] 香油 *sesame oil (36g); put into* • *hot* **water**.

> § **Fr 16.1** *Fey-kia-fong* (**maladie du poitrine et du poumon**).
>
> Cette affection provient de ce que l'animal a bu de l'eau immédiatement après une course rapide.
> Symptômes : prostration, mouvements des mâchoires et de la tête; yeux larmoyants, langue et lèvres rougeâtres; à la poitrine, abcès avec écoulement de mucosités claires.

§ **Tr 16.1**　　　*fèi xié fēng* (**lung & chest disease**)
　　　　　　　肺脅風 (肺胁风) *lung & rib-side wind*

This condition stems from the fact that the animal drank water immediately after a quick ride.
Symptoms : prostration, jaw and head movements; watery eyes, tongue and lips reddish; in the chest, an abscess with a flow of clear mucus.

Fr 16.2 Traitement : *Ly-fey-san* (vu) plusieurs jours, et sur l'abcès, mettre *hiong-huang-san* (vu), et dans le cas où l'animal ira mieux. lui donner *tsin-fey-san* (vu); durant sa convalescence régler sa nourriture, de manière à éviter une rechute.

Tr 16.2 Treatment :- **lǐ fèi sǎn** 理肺散 Rectify Lung Powder (see **1.4** above) for several days, and on the abscess, put **xióng huáng sǎn** 雄黃散 (雄黄散) Realgar Powder (see **9.2** above), and where the animal improves, give **qīng fèi sǎn** 清肺散 Clearing Lung Powder (see **11.5** above); during its convalescence, adjust its food, so as to avoid a relapse.

> **§ Fr 17.1** *Fey-tan* (**poumon et fiel**).
>
> Un refroidissement a la suite d'une course rapide est la cause de cette affection, caractérisée par les symptômes suivants :
> Prostration; l'animal remue la tête; mouvements des mâchoires, écoulement de mucosités ou claires ou blanches par la bouche; quelquefois il aime à se coucher et se mord continuellement le côté; oppression, lèvres rouges, quelquefois blanches; inappétence.

§ Tr 17.1   *fèi dǎn* (**lung & gall**)
肺膽 *lung bile*

Chilling following a fast ride is the cause of this condition, characterized by the following symptoms:
Prostration; the animal shakes its head; together with movements of the jaw, a flow of nucus, either clear or white, from the mouth; sometimes it likes to lie down and continually bites its side; oppression, red lips, sometimes white; lack of appetite.

Fr 17.2 Remède : *Pan-hia-san* (vu), ou *ly-fey-san* (vu), trois ou quatre fois.

Tr 17.2 Remedy :- **bàn xià sǎn** 半夏散 *Pinellia Powder* (see **11.2** above), or **lǐ fèi sǎn** 理肺散 *Rectify Lung Powder* (see **1.4** above), three or four times.

> § Fr 18.1 *Ma-tay* (**jument pleine**).
>
> La jument étant pleine et surmenée, ou bien étant exposée continuellement à des mouvements trop brusques, est souvent atteinte de l'affection suivante, ainsi caractérisée :
>
> Ventre enflé, oppression, tête basse, souffle bruyant par les naseaux; agitation; l'animal se couche et se relève sans cesse; bouche et lèvres jaunes, inappétence.

§ Tr 18.1 *mǎ tāi* (**mare in foal**)
馬胎（马胎）*horse with foetus*

The mare being pregnant and overworked, or being continually subjected to too much rough handling, is often affected by the following condition, thus characterized :

Belly swollen, breathlessness, head down, noisy breathing through nostrils; agitation; the animal lies down and gets up, again and again; yellow mouth and lips, lack of appetite.

> **Fr 18.2** Remède : *My-tang-kouei-san.* — *Tang-kouei, po-kou-tsee, tsy-lin-kiai, pe-cho, tsee-jen-tong, hong-hoa, hou-lou-pa, tien-hou-tsee, kou-soui-pou, yu-mou-tsao, ho-ye, lien-kiao, he-tay, kouei-pan, kou-kou, lo-lou* (11^g chacun); réduire en poudre; mettre dans de l'eau chaude (une or deux fois); donner ensuite *tang-kouei-san.* — *Tang-kouei, chou-ty-huang, pe-cho, tchuen-hiong, tsee-che, kia-py, hong-hoa* (7^g chacun); réduire en poudre; miel; mettre dans de l'eau chaude.

Tr 18.2 Remedy :- ***mì dāng guī sǎn*** 秘當歸散（秘当归散）*Secret Angelica Powder*:

- *tang-kouei* = ***dāng guī*** 當歸（当归）Angelica sinensis root. Chinese angelica.
- *po-kou-tsee* = ***bǔ gǔ zhī*** 補骨脂（补骨脂）Psoralea corylifolia fruit. Psoralea.

- *tsy-lin-kiai* = **qí lín jié** 麒麟竭 Daemonorops draco resin. Dragon's blood.
- *pe-cho* = **bai sháo** 白藥（白药）Paeonia spp. alba root. White peony root.
- *tsee-jen-tong* = **zì rán tóng** 自然銅（自然铜）Pyrite. Iron sulphide/sulfide.
- *hong-hoa* = **hóng huā** 紅花（红花）Carthamus tinctorius flower. Safflower.
- *hou-lou-pa* = **hú lú bā** 葫蘆巴（葫芦巴）Trigonella foenum-graecum seed. Fenugreek.
- *tien-hou-tsee* = **tián hù zǐ** 甜瓠子 Lagenaria siceraria fruit/seed. Bottle gourd.
- *kou-soui-pou* = **gǔ suì bǔ** 骨碎補（骨碎补）Drynaria fortunei rhizome. Basket fern.
- *yu-mou-tsao* = **yì mǔ cǎo** 益母草 Leonurus heterophyllus herb. Chinese motherwort.
- *ho-ye* = **hé yè** 荷葉（荷叶）Nelumbo nucifera leaf. Lotus leaf.
- *lien-kiao* = **lián qiào** 連翹（连翘）Forsythia suspensa fruit. Forsythia.
- *he-tay* = **hǎi dài** 海帶 Laminaria japonica. Kombu kelp.
- *kouei-pan* = **guī bǎn** 龜板（龟板）Chinemys reevesii plastron. Fresh-water turtle shell.
- *kou-kou* = **jù jù [cǎo]** 鋸鋸[草]（锯锯[草]）Rubia cordifolia root. Madder.
- *lo-lou* = **lòu lú** 漏蘆（漏芦）Rhaponticum uniflorum root. Maral root.

11g of each of the above.

Reduce to a powder; put into • *hot* **water** *([give] once or twice).*

Then give :- **dāng guī sǎn** 當歸散（当归散）*Angelica Powder* (formula different from that given in **7.3** above):

- *tang-kouei* = **dāng guī** 當歸（当归）Angelica sinensis root. Chinese angelica.
- *chou-ty-huang* = **shú dì huáng** 熟地黃（熟地黄）Rehmannia glutinosa prepared root. Chinese foxglove.
- *pe-cho* = **bai sháo** 白藥（白药）Paeonia spp. alba root. White peony root.
- *tchuen-hiong* = **chuān xiōng** 川芎 Ligusticum chuanxiong rhizome. Sichuan lovage root.
- *tsee-che* = **zǐ zhī** 紫芝 Ganoderma spp. Lingzhi mushroom.
- *kia-py* = **jié pí** 桔皮 Citrus spp. ripe fruit peel (S. Fujian, Guangdong).
- *hong-hoa* = **hóng huā** 紅花（红花）Carthamus tinctorius flower. Safflower.

7g of each of the above.

Reduce to a powder; • **honey** *; put into* • *hot* **water**.

Fr 18.3 Si la jument, après mis bas, est atteinte d'un refroidissement, lui donner *tsy-lin-kiai-san*. — *Tsy-lin-kiai, hou-lou-pa, tang-kouei, mo-yo, pe-tchou, mou-tong, tsuen-lien-tsee, pa-ky, po-kou-tsee, tsien-lieou, kouei-kiang, ho-pen* (4ᵍ chacun); réduire en poudre; vin; eau; faire bouillir. Dans le cas où la jument étant pleine se trouve surmenée, il peut arriver que le ventre enfleé et devienne douloureux; l'animal se couche; lèvres bleues; lui donner *pe-tchou-san*. — *Pe-tchou, tang-kouei, tchuen-hiong, jin-seng, kan-tsao, cha-jin, seng-ty* (11ᵍ chacun), *tchin-py* (7ᵍ), *tsee-chou, hoang-tsin* (3ᵍ), *pe-cho, ngo-kiao* (20ᵍ); réduire en poudre; gingembre; faire bouillir.

Tr 18.3 If the mare, after giving birth, is suffering from being chilled, give her **qí lín jié sǎn** 麒麟竭散 *Dragon's Blood Powder*:
- *tsy-lin-kiai* = **qí lín jié** 麒麟竭 Daemonorops draco resin. Dragon's blood.
- *hou-lou-pa* = **hú lú bā** 葫蘆巴（葫芦巴）Trigonella foenum-graecum seed. Fenugreek.

- *tang-kouei* = **dāng guī** 當歸（当归）Angelica sinensis root. Chinese angelica.
- *mo-yo* = **mò yào** 沒藥（沒药）Myrrh.
- *pe-tchou* = **bái chǒu** 白丑 Pharbitis spp. seed. Morning glory.
- *mou-tong* = **mù tōng** 木通 Akebia spp. stalk. Akebia.
- *tsuen-lien-tsee* = **chuān liàn zǐ** 川楝子 Melia toosendan fruit. Sichuan pogoda tree.
- *pa-ky* = **bái jí** 白及 Bletilla striata rhizome. Bletilla.
- *po-kou-tsee* = **bǔ gǔ zhī** 補骨脂（补骨脂）Psoralea corylifolia fruit. Psoralea.
- *tsien-lieou* = **chēng liǔ** 檉柳（柽柳）Tamarix chinensis twig & leaf. Tamarisk.
- *kouei-kiang* = **guǐ jiàn** 鬼箭 Euonymus alatus 'wings'/twigs. Spindle tree.
- *ho-pen* = **hóu bǎn [lì]** 猴板［栗］Aesculus spp. nut. Horse chestnut.

4g of each of the above.

Reduce to a powder; ● **wine** ● **water**; boil.

In the case where the mare, being pregnant, is overworked, it may happen that the belly swells and becomes painful; the animal lies down; blue lips; give her **bái chǒu sǎn** 白丑散 *Pharbitis Powder*:
- *pe-tchou* = **bái chǒu** 白丑 Pharbitis spp. seed. Morning glory.
- *tang-kouei* = **dāng guī** 當歸（当归）Angelica sinensis root. Chinese angelica.
- *tchuen-hiong* = **chuān xiōng** 川芎 Ligusticum chuanxiong rhizome. Sichuan lovage root.
- *jin-seng* = **rén shēn** 人參（人参）Panax ginseng root. Ginseng.
- *kan-tsao* = **gān cǎo** 甘草（甘艸）Glycyrrhiza spp. root. Licorice. Liquorice.

- *cha-jin* = **shā rén** 砂仁 Amomum spp. fruit. Grains-of-paradise.
- *seng-ty* = **shēng dì** 生地 Rehmannia glutinosa root. Chinese foxglove.

11ᵍ of each of the above.

- *tchin-py* = **chén pí** 陳皮（陈皮） Citrus reticulata aged peel. Tangerine. *7g.*
- *tsee-chou* = **cì shù** 刺樹（刺树） Ilex cornuta (leaves). Chinese holly. *3g.*
- *hoang-tsin* = **huáng qín** 黃芩（黄芩） Scutellaria baicalensis root. Baical skullcap. *3g.*
- *pe-cho* = **bai sháo** 白藥（白药） Paeonia spp. alba root. White peony root. *20g.*
- *ngo-kiao* = **ē jiāo** 阿膠（阿胶） Ass/donkey-hide gelatin/glue. *20g.*

Reduce to a powder; ● **ginger rhizome**; ● *boil.*

Fr 18.4 Autre remède : *Fou-py-san*. — *Ta-fou-py, jin-seng, tchuen-hiong, pe-cho, chou-ty, tchin-py, kan-tsao, kie-keng, pan-hia, tche-chou* (7ᵍ,36); réduire en poudre; oignons (3); faire bouillir.

Tr 18.4 Another remedy :- **fù pí săn** 腹皮散 *Areca Husk Powder*:
- *ta-fou-py* = **dà fù pí** 大腹皮 Areca catechu husk. Betel nut husk.
- *jin-seng* = **rén shēn** 人參（人参） Panax ginseng root. Ginseng.
- *tchuen-hiong* = **chuān xiōng** 川芎 Ligusticum chuanxiong rhizome. Sichuan lovage root.
- *pe-cho* = **bai sháo** 白藥（白药） Paeonia spp. alba root. White peony root.
- *chou-ty* = **shú dì** 熟地 Rehmannia glutinosa prepared root. Chinese foxglove.

- *tchin-py* = **chén pí** 陳皮（陈皮）Citrus reticulata aged peel. Tangerine.
- *kan-tsao* = **gān cǎo** 甘草（甘艸）Glycyrrhiza spp. root. Licorice. Liquorice.
- *kie-keng* = **jié gěng** 桔梗 Platycodon grandiflorus root. Balloon flower.
- *pan-hia* = **bàn xià** 半夏 Pinellia ternata rhizome. Pinellia.
- *tche-chou* = **chì sháo** 赤芍 Paeonia spp. rubra root. Red peony root.

7.36g [of each].

Reduce ta a powder; ● *3 onions;* ● *boil*

Fr 18.5 Si le fœtus est mort dans le ventre de sa mère, ce qui est facile à connaître par les douleurs au ventre, donner de suite *kia-ouei-tang-kouei-san. — Tang-kouei, mo-yo, lo-lou, ho-ye, hong-hua, tsee-jen-tong, pe-tsee, hou-lou-pa, kou-kou, kouei-pan, kou-soui-pou, y-mou-tsao, hiue-kiai, pe-chě, tien-hoa-tsee* (4ᵍ chacun); vin, eau; faire bouillir; donner trois ou quatre fois.

Tr 18.5 If the foetus is dead in its mother's belly, which is easy to know by the pains in the belly, immediately give **jiā wèi dāng guī sǎn** 加味當歸散（加味当归散）Augmented Angelica Powder:
- *tang-kouei* = **dāng guī** 當歸（当归）Angelica sinensis root. Chinese angelica.
- *mo-yo* = **mò yào** 沒藥（没药）Myrrh.
- *lo-lou* = **lòu lú** 漏蘆（漏芦）Rhaponticum uniflorum root. Maral root.
- *ho-ye* = **hé yè** 荷葉（荷叶）Nelumbo nucifera leaf. Lotus leaf.
- *hong-hua* = **hóng huā** 紅花（红花）Carthamus tinctorius flower. Safflower.
- *tsee-jen-tong* = **zì rán tóng** 自然銅（自然铜）Pyrite. Iron sulphide/sulfide.

- *pe-tsee* = **bái zhǐ** 白芷 Angelica dahurica root. Dahurican angelica.
- *hou-lou-pa* = **hú lú bā** 葫蘆巴（葫芦巴）Trigonella foenum-graecum seed. Fenugreek.
- *kou-kou* = **jù jù [cǎo]** 鋸鋸[草]（锯锯[草]）Rubia cordifolia root. Madder.
- *kouei-pan* = **guī bǎn** 龜板（龟板）Chinemys reevesii plastron. Fresh-water turtle shell.
- *kou-soui-pou* = **gǔ suì bǔ** 骨碎補（骨碎补）Drynaria fortunei rhizome. Basket fern.
- *y-mou-tsao* = **yì mǔ cǎo** 益母草 Leonurus heterophyllus herb. Chinese motherwort.
- *hiue-kiai* = **xuè jié** 血竭 Daemonorops draco resin. Dragon's blood.
- *pe-chě* = **bái shé** 白蛇 Agkistrodon acutus. Pit viper.
- *tien-hoa-tsee* = **tiān guā zǐ** 天瓜子 Trichosanthes kirilowii/rosthornii seed. Chinese cucumber.

4g of each of the above.

Reduce to a powder; • **wine** • **water**; *boil; give 3 or 4 times.*

> **§ Fr 19.1**   *Fey-kia-suen*
>
> Cette affection est due à un refroidissement subit. Symptômes : tête basse, écoulement d'eau par les naseaux et de mucosités par la bouche, les yeux larmoyants; l'animal frappe la terre avec le pied; souffle bruyant par les naseaux, mouvements brusques de la tête, lèvres rouges.

§ Tr 19.1   *fèi xié chuǎn*
肺脅喘（肺胁喘）*lung & rib-side dyspnoea*

This condition is due to sudden chilling. Symptoms : low head, flow of water from the nose and mucus from the mouth, watery eyes; the animal stamps on the ground; noisy breathing through the nostrils, sudden movements of the head, red lips.

Fr 19.2 Traitement : *Tche-mou-san*. — *Tche-mou, mo-yo, tang-kouei, po-ho, ting-ly, kan-tsao, tsee-tsee, ma-teou-ling, yuen-seng, pe-cho, seng-pe-py* (11ᵍ chac-un), réduire en poudre, miel (72ᵍ); mettre dans de l'eau chaude, faire prendre deux fois et ensuite *tsin-fey-san*, ou *ly-fey-san* (vu).

Tr 19.2 Treatment :- **zhī mǔ sǎn** 知母散 *Anemarrhena Powder*:
- *tche-mou* = **zhī mǔ** 知母 Anemarrhena asphodeloides rhizome. Anemarrhena.
- *mo-yo* = **mò yào** 沒藥（没药）Myrrh.
- *tang-kouei* = **dāng guī** 當歸（当归）Angelica sinensis root. Chinese angelica.
- *po-ho* = **bò hé** 薄荷 Mentha haplocalyx herb. Field mint.
- *ting-ly* = **tíng lì [zǐ]** 葶藶[子]（葶苈[子]）Lepidium apetalum/ Descurainia sophia seed. Tingli
- *kan-tsao* = **gān cǎo** 甘草（甘艸）Glycyrrhiza spp. root. Licorice. Liquorice.

- *tsee-tsee* = **zhī zǐ** 梔子（栀子）Gardenia jasminoides fruit. Cape jasmine.
- *ma-teou-ling* = **mǎ dōu líng** 馬兜鈴（马兜铃）Aristolochia spp. fruit. Birthwort.
- *yuen-seng* = **yuán shēn** 元參（元参）Scrophularia ningpoensis root. Ningpo figwort.
- *pe-cho* = **bai sháo** 白藥（白药）Paeonia spp. alba root. White peony root.
- *seng-pe-py* = **qín bái pí** 秦白皮 Fraxinus spp. bark. Korean ash.

11g of each of the above.

Reduce to a powder, ● **honey** *(72g); put into* ● *hot* **water***; have it taken twice, then follow with* **qīng fèi sǎn** 清肺散 *Clearing Lung Powder* [see **11.5** above], *or* **lǐ fèi sǎn** 理肺散 *Rectify Lung Powder* (see **1.4** above).

> § Fr 20.1   *Fey-kia-nan* (**poumons et poitrine difficiles**).
>
> Cause : refroidissement. Symptômes : oppression, yeux fixes, ventre enflé; l'animal se lève et se couche sans cesse; quelquefois, quand la maladie est grave, il se couche sur le dos les quatres fers en l'air; mouvements des mâchoires, grincement de dents; par la bouche coulent des mucosités blanches, langue très-rouge.

§ Tr 20.1   *fèi xié nán* (**lungs & rib-side difficult**).
肺脅難（肺胁难） *laboured lung & rib-side*

Cause : chilling. Symptoms : breathlesness, fixed eyes, swollen belly; the animal gets up and lies down continuously; sometimes, when the disease is serious, it lies on its back with all four hooves in the air; jaw movements, grinding of teeth; white mucous flows from the mouth, very red tongue.

Fr 20.2   Traitement : saigner; remède : *Mo-yo-san*. — *Mo-yo, tang-kouei, tsin-kiao, kan-tsao, tche-mou, kie-kang, pe-pou, tsay-hou, tsee-yuen, pe-mou, tsin-yo-tsee, pe-yo-tsee, tien-men-tong, me-men-tong* (36^g chacun); réduire en poudre; *hiang-yeou* (36^g); mettre dans de l'eau chaude; donner ensuite *ly-fey-san* (vu) ou *tsin-fey-san* (vu).

Tr 20.2   Treatment :- bleeding.   Remedy : **mò yào săn** 沒藥散 （沒药散） *Myrrh Powder*:
- *mo-yo* = **mò yào** 沒藥（沒药） Myrrh.
- *tang-kouei* = **dāng guī** 當歸（当归） Angelica sinensis root. Chinese angelica.
- *tsin-kiao* = **qín jiāo** 秦艽 Gentiana spp. root. Large gentian.
- *kan-tsao* = **gān căo** 甘草（甘艸） Glycyrrhiza spp. root. Licorice. Liquorice.
- *tche-mou* = **zhī mŭ** 知母 Anemarrhena asphodeloides rhizome. Anemarrhena.

- *kie-kang* = **jié gěng** 桔梗 Platycodon grandiflorus root. Balloon flower.
- *pe-pou* = **băi bù** 百部 Stemona spp. root. Stemona.
- *tsay-hou* = **chái hú** 柴胡 Bupleurum spp. root. Hare's ear.
- *tsee-yuen* = **zĭ yuàn** 紫菀 Aster tartaricus root. Purple aster.
- *pe-mou* = **bèi mŭ** 貝母(贝母) Fritillaria spp. bulb. Fritillary.
- *tsin-yo-tsee* = **shān yú zĭ** 山榆子 Ulmus macrocarpa prepared fruit. Stinking elm paste.
- *pe-yo-tsee* = **bái yào zĭ** 白樂子 Trichosanthes bracteata/kirilowii seed. Chinese cucumber.
- *tien-men-tong* = **tiān mén dōng** 天門冬(天门冬) Asparagus cochinchinensis tuber. Chinese asparagus.
- *me-men-tong* = **mài mén dōng** 麥門冬(麦门冬) Ophiopogon japonicus tuber. Ophiopogon. Mondo grass.

36g of each of the above.

Reduce to a powder; • **xiāng yóu** [= *hiang-yeou*] 香油 *sesame oil (36g); put into* • *hot* **water***; then give* **lĭ fèi săn** 理肺散 *Rectify Lung Powder (see* **1.4** *above) or* **qīng fèi săn** 清肺散 *Clearing Lung Powder (see* **11.5** *above).*

> § Fr 21.1   *Fey-kia-ky* (**air dans les poumons et la poitrine**).
>
> Symptômes : oppression, souffle, douleur au dos, difficulté dans la marche; de l'eau coule de la bouche; souffle brûlant, prostration; l'animal se couche, yeux fixes; piquer le nez et les quatre pieds avec une une gre grosse aiguille, et donner *siao-houang-san* (vu).

§ Tr 21.1   *fèi xié qì* (**air in lungs & chest**).
肺脅氣(肺胁气) *lung & rib-side Qi*

Symptoms : breathlessness, puffing, back pain, difficulty walking; water flows from the mouth; burning breath, prostration; the animal lies down, its eyes fixed; puncture the nose and the four feet with a long needle, and give ***xiāo huáng sǎn*** 消黃散(消黄散) *Dispersing Yellow [Swelling] Powder* (see **1.2** & **2.2** above).

> § Fr 22.1   *Han-kia* (**foie et poitrine**).
>
> Symptômes : yeux larmoyants, difficulté dans la marche, inappétence, mouvements des mâchoires, somnolence; des mucosités remplies de sang coulent quelquefois par les naseaux. Dans ce cas, la maladie est très-grave; sueur abondante sur tout le corps; pouls très-lent, lèvres et langue violettes; cause : nourriture non réglée.

§ Tr 22.1   *gān xié* (**liver & chest**)
肝脅（肝胁）*liver & rib-side*

Symptoms : watery eyes, difficulty in walking, loss of appetite, movements of the jaw, drowsiness; bloody mucus sometimes flows from the nostrils. In this case, the disease is very serious; abundant sweat all over the body; very slow pulse, violet lips and tongue; cause: food not regulated.

Fr 22.2 Remède : *Lien-han-san.* – *Kan-kiĕ-koa, pe-ky-ly, fang-fong, tsing-ho* (7ᵍ,36); réduire en poudre; miel (36ᵍ); mettre dans de l'eau chaude.

Tr 22.2 Remedy :- ***liáng hàn sǎn*** 凉肝散（凉肝散）Cool the Liver Powder:

- *kan-kiĕ-koa* = ***gān jú huā*** 甘菊花 Chrysanthemum indicum flower. Wild chrysanthemum.
- *pe-ky-ly* = ***bái jí lí*** 白蒺藜 Tribulus terrestris fruit. Caltrop. Puncture vine.
- *fang-fong* = ***fáng fēng*** 防風（防风）Saposhnikovia divaricata root. Saposhnikovia.
- *tsing-ho* = ***qīng hāo*** 青蒿 Artemisia annua herb. Sweet wormwood.

7.36g of each of the above.

Reduce to a powder; • **honey** *(36g); put into* • hot **water**.

Fr 22.3 Autre remède : *Tchang-chou-san*. — *Tchang-chou, tsan-toui, nieou-tsee, hoang-tsin, kan-tsao* (7ᵍ,36 chacun); réduire en poudre; *hiang-yeou* (36ᵍ); mettre dans de l'eau chaude.

Tr 22.3 Another remedy :- **cháng zhú sǎn** 長竹散（长竹散） *Lophatherum Powder*:

- *tchang-chou* = **cháng zhú [yè]** 長竹[葉]（长竹[叶]） Lophatherum gracile stem & leaf. Lophatherum.
- *tsan-toui* = **cán tuì** 蠶蛻（蚕蜕） Silkworm cocoon.
- *nieou-tsee* = **niú zǐ** 牛子 Arctium lappa fruit. Great burdock.
- *hoang-tsin* = **huáng qín** 黃芩（黄芩） Scutellaria baicalensis root. Baical skullcap.
- *kan-tsao* = **gān cǎo** 甘草（甘艸） Glycyrrhiza spp. root. Licorice. Liquorice.

7.36g of each of the above.

Reduce to a powder; • **xiāng yóu** [= *hiang-yeou*] 香油 *sesame oil (36g); put into* • **hot water**.

Fr 22.4 Autre remède : *Siao-hiuan-san*. — *Yu-kin, tsee-tsee, sy-sin, tsin-tay, py-po, yuen-seng, tsee-seng, jin-seng, cha-seng,* rhubarbe, *kan-tsao, fou-ling, tsin-py, fang-ky, tsao-to-ko* (3ᵍ,68 chacun); réduire en poudre; miel (72ᵍ); mettre dans de l'eau chaude.

Tr 22.4 Another remedy :- **xiǎo gān sǎn** 小肝散 *Minor Liver Powder*:

- *yu-kin* = **yù jīn** 鬱金（郁金） Curcuma spp. root. *Inc.* turmeric.
- *tsee-tsee* = **zhī zǐ** 梔子（栀子） Gardenia jasminoides fruit. Cape jasmine.
- *sy-sin* = **xì xīn** 細辛（细辛） Asarum spp. root/rhizome. Chinese wild ginger.
- *tsin-tay* = **qīng dài** 青黛 Indigo naturalis. Indigo.

- *py-po* = **bì bō** 蓽撥（荜拨）Piper longum fruit. Long pepper.
- *yuen-seng* = **yuán shēn** 元參（元参）Scrophularia ningpoensis root. Ningpo figwort.
- *tsee-seng* = **zǐ shēn** 紫參（紫参）Polygonum bistorta rhizome. Bistort.
- *jin-seng* = **rén shēn** 人參（人参）Panax ginseng root. Ginseng.
- *cha-seng* = **shā shēn** 沙參（沙参）1. Glehnia littoralis root. Glehnia. 2. Adenophora stricta root. Adenophora.
- rhubarbe = **dà huáng** 大黃（大黄）Rheum spp. root/rhizome.
- *kan-tsao* = **gān cǎo** 甘草（甘艹）Glycyrrhiza spp. root. Licorice. Liquorice.
- *fou-ling* = **fú líng** 茯苓 Poria cocos. Poria. China root.
- *tsin-py* = **qīng pí** 青皮 Citrus reticulata green peel. Tangerine.
- *fang-ky* = **fáng jǐ** 防己 Stephania tetrandra root. Stephania.
- *tsao-to-ko* = **cǎo dòu kòu** 草豆蔻 Alpinia katsumadai seed. Katsumada's galangal.

3.68g of each of the above.

Reduce to a powder; ● **honey** *(72g); put into* ● *hot* **water**.

> § Fr 23.1 *Han-cheou-fong* (**maladie due foie causée par un coup d'air**).
>
> Symptômes : yeux remuan<u>s</u> toujours, pouls lent, langue et lèvres violettes; l'animal jette les pieds en avant et les retire brusquement; des mucosités blanches coulent de la bouche; mouvements des mâchoires, cou roide, ventre enflé, dos enflé.

§ **Tr 23.1** *gān shòu fēng* (**condition of the liver caused by a slight chill**)
肝受風 (肝受风) *liver contracts wind*

Symptoms : eyes always restless, slow pulse, tongue and lips violet; the animal throws its feet forward and withdraws them abruptly; white mucus flows from the mouth; jaw movements, stiff neck, swollen belly, swollen back.

Fr 23.2 Remède : *Siao-han-san* (vu); s'il ya un peu de mieux, donner *hoang-tsin-san*. – Hoang-tsin, hoang-lien, seng-ty, long-tan-tsao (7ᵍ,36); réduire en poudre, mettre dans de l'eau chaude; oignons, miel, *hiang-yeou* (36ᵍ chacun).

Tr 23.2 Remedy :- **xiăo gān săn** 小肝散 Minor Liver Powder (see **22.4**); if there is a little improvement, give **huáng qín săn** 黄芩散 (黄芩散) *Scutellaria Powder*:

- *hoang-tsin* = **huáng qín** 黄芩 (黄芩) Scutellaria baicalensis root. Baical skullcap.
- *hoang-lien* = **huáng lián** 黄連 (黄连) Coptis spp. rhizome. Goldthread.
- *seng-ty* = **shēng dì** 生地 Rehmannia glutinosa root. Chinese foxglove.

- *long-tan-tsao* = **lóng dǎn cǎo** 龍膽草（龙胆草）Gentiana spp. root. Chinese gentian.

7.36g [of each].

Reduce to a powder, put into ● *hot **water**.*

- **onions**.
- **honey**.
- *hiang-yeou* = **xiāng yóu** 香油 sesame oil.

36g of each.

Fr 23.3 Autre remède : *Pou-chin-san. — Hoang-yo-tsee, che-kiue-ming, pe-fong, pe-yo-tsee, tsao-kiue-ming, ta-hoang, long-tan-tsao, kin-kio, tche-mou, pe-mou, seng-ty* (36ᵍ chacun); réduire en poudre; miel (72ᵍ), vinaigre (36ᵍ); mettre dans de l'eau chaude.

Tr 23.3 Another remedy :- **bǔ shèn sǎn** 補腎散（补肾散）*Supplement the Kidney Powder*:

- *hoang-yo-tsee* = **huáng yào zǐ** 黃藥子（黄药子）Discorea bulbifera rhizome (tuber). Air yam/potato.
- *che-kiue-ming* = **shí jué míng** 石決明（石决明）Haliotis spp. shell. Abalone.
- *pe-fong* = **bái fán** 白礬（白矾）Alumen. Alum.
- *pe-yo-tsee* = **bái yào zǐ** 白樂子 Trichosanthes bracteata/kirilowii seed. Chinese cucumber.
- *tsao-kiue-ming* = **cǎo jué míng** 草決明 Cassia spp. seed. Foetid cassia.
- *ta-hoang* = **dà huáng** 大黃（大黄）Rheum spp. root/rhizome. Rhubarb.
- *long-tan-tsao* = **lóng dǎn cǎo** 龍膽草（龙胆草）Gentiana spp. root. Chinese gentian.

- *kin-kio* = **qín jiāo** 秦艽 Gentiana macrophylla root. Large leaf gentian.
- *tche-mou* = **zhī mǔ** 知母 Anemarrhena asphodeloides rhizome. Anemarrhena.
- *pe-mou* = **bèi mǔ** 贝母（贝母） Fritillaria spp. bulb. Fritillary.
- *seng-ty* = **shēng dì** 生地 Rehmannia glutinosa root. Chinese foxglove.

36g of each of the above.

Reduce to a powder; • **honey** *(72g)* • **vinegar** *(36g); put into* • **hot water**.

> § Fr 24.1   *Han-hoang* (**foie jaune**).
>
> Symptômes : yeux enflés, tête basse; l'animal ne boit pas, ne mange pas; poitrine enflée, oppression, bouche et langue bleuâitres. ilCause : amas de bile.

§ Tr 24.1   *gān huáng* (**yellow liver**)
肝黃（肝黄）*yellow liver*

Symtoms : swollen eyes, low head; the animal neither drinks nor eats; swollen chest, breathlessness, blue mouth and tongue. Cause: accumulation of bile.

> Fr 24.2   Traitement : *Sy-han-san.* — *Che-kiue-ming, tsao-kiue-ming, tsin-hiang-tsee, long-tan-tsao, siuen-fou-hoa, san-tsee-tsee, hoang-ken, kan-tsao, yu-kin* (3^g,68 chacun); réduire en poudre foie de mouton (100^g); mêler le tout dans de l'eau chaude, faire prendre deux fois, et ensuite *po-yan-san, lou-kan-che* (4^g), *pong-cha* (4^g), *tsi-yuen* (19^g), *hoang-lien* (150^g), *tong-linu* (0^g,08); réduire en poudre avec un peu d'eau; mettre sur l'œil enflé.

Tr 24.2   Treatment :- **xǐ gān sǎn** 洗肝散 *Liver-Washing Powder*:
- *che-kiue-ming* = **shí jué míng** 石決明（石决明）Haliotis spp. shell. Abalone.
- *tsao-kiue-ming* = **cǎo jué míng** 草決明 Cassia spp. seed. Foetid cassia.
- *tsin-hiang-tsee* = **qīng xiāng zǐ** 青香子 Celosia argentea seed. Celosia.
- *long-tan-tsao* = **lóng dǎn cǎo** 龍膽草（龙胆草）Gentiana spp. root. Chinese gentian.
- *siuen-fou-hoa* = **xuán fù huā** 旋覆花 Inula britannica flower. Inula.
- *san-tsee-tsee* = **shān zhī zǐ** 山梔子（山栀子）Gardenia jasminoides fruit. Cape jasmine.

- *hoang-ken* = **huáng jīng** 黃精（黄精）Polygonatum spp. rhizome. Siberian Solomon's seal.
- *kan-tsao* = **gān cǎo** 甘草（甘艸）Glycyrrhiza spp. root. Licorice. Liquorice.
- *yu-kin* = **yù jīn** 鬱金（郁金）Curcuma spp. root. *Inc.* turmeric.

            3.68g of each of the above.

Finely grind ● **sheep's liver** *(100g); mix everything in* ● *hot* **water***, have it taken twice.*

Follow with :- **bō yǎn sǎn** 撥眼散（拨眼散）*Clearing Eye Powder*:
- *lou-kan-che* = **lú gān shí** 爐甘石（炉甘石）Calamine. Zinc carbonate/silicate.   *4g.*
- *pong-cha* = **péng shā** 硼砂 Borax. Sodium borate. *4g.*
- *tsi-yuen* = **zǐ yuàn** 紫苑 Aster tartaricus root. Purple aster.   *19g.*
- *hoang-lien* = **huáng lián** 黃連（黄连）Coptis spp. rhizome. Goldthread.   *150g.*
- *tong-linu* = **tóng lù** 1. 銅綠（铜绿）Verdigris. Copper acetate. 2. 銅鹽（铜盐）Persian zingar. Natural copper carbonate. 3. 銅鹽（铜盐）Verditer. Copper carbonate. Sometimes adulterated with verdigris (see above). *0.08g [80mg].*

Reduce to a powder with ● *a little* **water***; put on the swollen eye.*

§ Fr 25.1 *Han-tchang* (**foie long**).

Souvent l'animal qui boit trop grande quantité d'eau est atteint de l'affection suivante; symptômes : lèvres, langue bleues; sueur abondante sur le corps, ventre enflé, oppression, tête basse, yeux larmoyants, eau coulant par les naseaux : la maladie est grave; saigner.

§ Tr 25.1 *gān zhàng* (**diffuse liver**)‡
肝胀（肝脹）*swollen liver*
‡ [Compare **37.1**.]

Often the animal which drinks too much water has the following condition; symptoms : blue lips & tongue; abundant sweat on the body, swollen belly, breathlessness, head down, watery eyes, watery discharge flowing from the nostrils : the disease is serious; bleed.

Fr 25.2 Remède : *Leang ‡-han-san;* et, s'il ne réussit pas, *siao-han-san* (vu).
‡ [*leang = lien*].

Tr 25.2 Remedy :- **liáng hàn sǎn** 涼肝散（凉肝散）*Cool the Liver Powder* [see **22.2** above]; and, if it is unsuccessful, **xiǎo gān sǎn** 小肝散 *Minor Liver Powder* (see **22.4** above).

> § Fr 26.1   *Han-je* (**chaleur au foie**).
>
> Symptômes : les yeux enflés; lèvres et langue noires; ventre enflé. Cause : on a fait porter à l'animal une charge trop forte; poils hérissés, inappétence, tout le corps froid et dur.

§ Tr 26.1   *gān rè* (**heat of the liver**)
肝熱（肝热） *liver heat*

Symptoms : swollen eyes; black lips and tongue; swollen belly. Cause: the animal has been made to carry too much of a load; hair stands on end, lack of appetite, the whole body cold and hard.

Fr 26.2 Traitement : *Hoang-lien-san,* ou *siao-han-san* (vu).

Tr 26.2 Treatment :- **huáng lián sǎn** 黃連散（黄连散） Coptis Powder [see **3.3**], or **xiǎo gān sǎn** 小肝散 Minor Liver Powder (see **22.4** above).

> § Fr 27.1 Han-hiue (**foie vide**).
>
> Cause : fatigue excessive et courses trop rapides. Symptômes : perte de l'appetit, soif, des taches blanches sur les yeux, yeux larmoyants; souffle continuel par les naseaux, prostration.

§ Tr 27.1 *gān xū* (**vacuous liver**)
肝虛(肝虚) *liver vacuity*

Cause: excessive fatigue and being ridden too fast. Symptoms: loss of appetite, thirst, white spots on the eyes, watery eyes; continual puffing through the nostrils, prostration.

Fr 27.2 Traitement : *Sy-han-san* (vu), ou *tchang-‡tchou-san* (vu), trois fois; enfin *pou-seng ‡‡-san* (vu).
‡ [*tchou = chou*].   ‡‡ [*seng = chin*].

Tr 27.2 Treatment :- **xǐ gān sǎn** 洗肝散 *Liver-Washing Powder* (see **24.2** above), or **cháng zhú sǎn** 長竹散(长竹散) *Lophatherum Powder* (see **22.3** above), three times; finally, **bǔ shèn sǎn** 補腎散 (补肾散) *Supplement the Kidney Powder* (see **23.3** above).

> **§ Fr 28.1** *Han-chouy* (**foie fatigué**).
>
> Cause : nourriture trop peu abondante. Symptômes : douleur générale, difficulté à marcher après que l'animal a mangé; une tumeur apparaît au cou; les yeux larmoyants, mouvements de la tête, pouls lent; lèvres et langue violettes.

§ Tr 28.1　　　　*gān shuāi* (**fatigued liver**)
　　　　　　　　肝衰 *weakened liver*

Cause: food too scanty. Symptoms : general pain, difficulty in walking after the animal has eaten; a swelling appears on the neck; tearful eyes, head movements, slow pulse; violet lips and tongue.

Fr 28.2 Traitement : *Siao-han-san* (vu), ou *hoang-lien-san* (vu).

Tr 28.2 Treatment :- ***xiǎo gān sǎn*** 小肝散 *Minor Liver Powder* (see **22.4** above), or ***huáng lián sǎn*** 黃連散（黄连散）*Coptis Powder* (see **3.3** above).

> § **Fr 29.1** *Py-lao* (**rate fatiguée**).
>
> Symptômes : maigreur, borborygmes, les deux oreilles basses; grande chaleur dans le corps, prostration; quand on veut le faire marcher, il se dresse sur ses pieds derrière; mouvements de la tête et de la queue, qui est continuellement agitée de haut en bas, bouche et lèvres blanches, écume autour de la bouche (*py-yu-hiu*).

§ **Tr 29.1**　　　　*pí láo* (**fatigued spleen**)
　　　　　　　　脾勞（脾劳）*spleen taxation*

Symptoms : thinness, rumbling bowels, both ears low; great heat in the body, prostration; when one wants to make it walk, it rears up on its hind legs; movements of the head and of the tail, which is continually swishing up and down; white mouth and lips, froth around the mouth (*pí yù xū* 脾遇虛[脾遇虚] *spleen encounters vacuity*).

> **Fr 29.2** Traitement : Saigner et donner *kien-py-san* (vu), *siao-ky-ping-ouei-san*.‡ — *Kan-tsao, san-tsao, hiang-fou, cha-jin, ho-po, tchin-py, seng-kiang* (7ᵍ,36 chacun); réduire en poudre; miel (72ᵍ); mettre dans de l'eau chaude.
>
> ‡ [*siao-ky-ping-ouei-san* is sometimes abbreviated hereinafter to *ping-ouei-san* or *y-ouei-san*].

Tr 29.2 Treatment : - Bleed and give **jiàn pí sǎn** 健脾散 *Fortify Spleen Powder* (see **14.2**), [and] **xiāo jī píng wèi sǎn** 消積平胃散（消积平胃散）*Eliminating Food Stagnation to Harmonize Stomach Powder*:

- *kan-tsao* = **gān cǎo** 甘草（甘艸）Glycyrrhiza spp. root. Licorice. Liquorice.
- *san-tsao* = **suān zǎo** 酸棗（酸枣）Zizyphus spinosa seed. Sour jujube.

- *hiang-fou* = **xiāng fù** 香附 Cyperus rotundus rhizome. Nut-grass.
- *cha-jin* = **shā rén** 砂仁 Amomum spp. fruit. Grains-of-paradise.
- *ho-po* = **hòu pò** 厚朴 Magnolia officinalis bark. Magnolia.
- *tchin-py* = **chén pí** 陳皮（陈皮）Citrus reticulata aged peel. Tangerine.
- *seng-kiang* = **shēng jiāng** 生薑（生姜）Zingiber officinalis fresh rhizome. Ginger.

7.36g of each of the above.

Reduce to a powder; • **honey** *(72g); put into* • *hot* **water**.

> § Fr 30.1 *Py-hoang* (**rate jaune**).
>
> Symptômes : mouvements de la queue; l'animal cherche à mordre dans la vide, se couche; prostration; bouche et langue jaunes, plaintes continuelles, perte d'appétit et difficulté dans la déglutition.

§ Tr 30.1 *pí huáng* (**yellow spleen**)
脾黃（脾黄） *yellow spleen*

Symptoms : tail movements; the animal tries to bite into empty space, lies down; prostration; yellow mouth and tongue, continual groaning, loss of appetite and difficulty in swallowing.

Fr 30.2 Traitement : Piquer le nez; remède : *Siao-ki-ping-ouei-san* et *kien-py-san* (cinq ou six fois).

Tr 30.2 Treatment :- Puncture the nose. Remedy :- **xiāo jī píng wèi sǎn** 消積平胃散（消积平胃散）Eliminating Food Stagnation to Harmonize Stomach Powder [see **29.2**], and **jiàn pí sǎn** 健脾散 Fortify Spleen Powder [see **14.2**] (five or six times).

> § **Fr 31.1** *Py-hin* (**rate vide**).
>
> Symptômes : diarrhée, eau autour de la bouche, douleur au ventre; l'animal se couche, ne cherche pas à marcher; prostration, mouvements de tête, yeux larmoyants, plaintes, pouls *tche-sy* ; lèvres et langue blanches, sueur froide.

§ **Tr 31.1** *pí qìng* (**empty spleen**)
脾罄 *empty spleen*

Symptoms : diarrhoea, wet around the mouth, pain in the belly; the animal lies down, does not try to walk; prostration, head movements, watery eyes, groaning, pulse ***chí xì*** [遲細 (迟细) slow & fine] ; white lips and tongue, cold sweat.

Fr 31.2 Donner *ping-ouei-san*, ensuite *kien-py-san* (vu).

Tr 31.2 Give :- ***xiāo jī píng wèi sǎn*** 消積平胃散 (消积平胃散) *Eliminating Food Stagnation to Harmonize Stomach Powder* [see **29.2**], then ***jiàn pí sǎn*** 健脾散 *Fortify Spleen Powder* (see **14.2**).

> § Fr 32.1 *Py-han* (**rate sèche**).
>
> Symptômes : maigreur extrême, coliques, diarrhée, mouvements de la tête et dela queue, écoulement d'eau par les naseaux, douleur générale; l'animal se couche dès qu'il a des coliques, il frappe la terre avec le pied.

§ **Tr 32.1** *pí gān* (**dry spleen**)
脾乾（脾干）*dry spleen*

Symptoms : extreme thinness, colic, diarrhoea, movements of the head and tail, watery discharge flows from the nostrils, general pain; the animal lies down as soon as it has colic, it stamps on the ground.

Fr 32.2 Traitement : *Me-pe-san. — Lo-pĕ, me-ya, hoang-pe, tsee-kiao, chan-tcha, chin-kiu, pe-tchou, ho-pe, tsin-py, tchin-py* (7ᵍ,36 chacun); réduire en poudre; miel (36ᵍ); mettre dans de l'eau chaude.

Tr 32.2 Treatment :- **mài bèi sǎn** 麥貝散（麦贝散）*Barley and Fritillary Powder*:

- *lo-pĕ* = **lú bèi** 爐貝（炉贝）Fritillaria delavayi bulb. Sichuan fritillary.
- *me-ya* = **mài yá** 麥芽（麦芽）Hordeum vulgare sprouts. Barley sprouts.
- *hoang-pe* = **huáng bǎi** 黃柏（黄柏）Phellodendron spp. bark. Amur cork tree.
- *tsee-kiao* = **zhǐ qiào** 枳殼（枳壳）Citrus aurantium fruit. Bitter orange.
- *chan-tcha* = **shān zhā** 山楂 Crataegus pinnatifida fruit. Hawthorn.
- *chin-kiu* = **shén qǔ** 神麴（神曲）Massa medicata fermentata. Medicated leaven.

- *pe-tchou* = **bái chǒu** 白丑 Pharbitis spp. seed. Morning glory.
- *ho-pe* = **hé bí** 荷鼻 Nelumbo nucifera leaf stalk. Lotus.
- *tsin-py* = **qīng pí** 青皮 Citrus reticulata green peel. Tangerine.
- *tchin-py* = **chén pí** 陳皮（陈皮）Citrus reticulata aged peel. Tangerine.

7.36g of each of the above.

Reduce to a powder; ● **honey** *(36g); put into* ● *hot* **water**.

§ Fr 33.1　　　　　　　*Py-je* (**rate chaude**).

Symptômes : oppression continuelle, douleur dans les os, poils hérissées, mucosités purulentes coulant par les naseaux, ventre enflé; l'animal remue continuellement la tête; plaintes, souffle bruyant; quelquefois l'animal se couche, quand il souffre trop; langue et lèvres blanches; écoulement de mucosités blanches par la bouche.

§ Tr 33.1　　　　　　　*pí rè* (**hot spleen**)
　　　　　　　　　　脾熱（脾热）*spleen heat*

Symptoms : constant breathlessness, pain in the bones, hair stands on end, purulent mucus flowing from the nostrils, swollen belly; the animal continually shakes its head; groaning, noisy breathing; sometimes the animal lies down, when it suffers too much; tongue and lips white; flow of white mucus from the mouth.

Fr 33.2 Donner *kien-py-san* (vu) et *ping-ouei-san* (vu).

Tr 33.2 Give :- ***jiàn pí săn*** 健脾散 Fortify Spleen Powder (see **14.2** above) and ***xiāo jī píng wèi săn*** 消積平胃散（消积平胃散）Eliminating Food Stagnation to Harmonize Stomach Powder (see **29.2** above).

> **§ Fr 34.1**   *Py-tong* (**maladie de la rate causée par un refroidissement**).
>
> Symptômes : l'animal remue la tête, corps froid, borborygmes, courbature, prostration; l'animal mange; cou gonflé, plaintes; dès qu'il a bu, l'eau est rendue par les naseaux; souffle bruyant par les naseaux, yeux larmoyants, langue et lèvres blanches, mouvements des mâchoires; écume autour de la bouche.

§ Tr 34.1   *pí dòng* (**disorder of the spleen caused by chilling**)
脾凍（脾冻）*spleen cold (severe)*

Symptoms : the animal shakes its head, cold body, rumbling bowels, stiffness, prostration; the animal still eats; swollen neck, groaning; as soon as it has drunk, water comes back through the nostrils; noisy breathing through the nostrils, watery eyes, tongue and lips white, jaw movements; froth around the mouth.

Fr 34.2 Traitement : *Ping-ouei-san* (vu) ou *kien-py-san* (vu).

Tr 34.2   Treatment :-   **xiāo jī píng wèi săn** 消積平胃散 （消积平胃散）*Eliminating Food Stagnation to Harmonize Stomach Powder* (see **29.2** above) or **jiàn pí săn** 健脾散 *Fortify Spleen Powder* (see **14.2** above).

> **§ Fr 35.1** *Py-lang* (**maladie de la rate**).
>
> Symptômes : le corps froid comme du marbre, haleine froide, diarrhée; l'animal remue la tête et a des mouvements de mâchoire, poil hérissé, inappétence, mucosités claires coulant par les naseaux, coliques qui le forcent à se coucher, plaintes continuelles; bouche et langue rougeâtres.

§ Tr 35.1 *pí lěng* (**disorder of the spleen**)
脾冷 *spleen cold*

Symptoms : body cold as marble, cold breath, diarrhoea; the animal shakes its head and moves its jaw, hair stands on end, lack of appetite, clear mucus flows from the nostrils, colic that forces it to lie down, continual groaning; reddish mouth and tongue.

> **Fr 35.2** Traitement : *Ho-po-san*. – *Ho-po, kouei-sin, sy-sin, tang-kouei, pe-tsee, tsin-py, tchin-py* (11ᵍ chacun); miel (72ᵍ); vin, mettre dans de l'eau chaude.

Tr 35.2 Treatment :- **hòu pò sǎn** 厚朴散 Magnolia Powder:

- *ho-po* = **hòu pò** 厚朴 Magnolia officinalis bark. Magnolia.
- *kouei-sin* = **guì xǐn** 桂心 Cinnamomum cassia bark heart. Saigon cinnamon.
- *sy-sin* = **xì xīn** 細辛(细辛) Asarum spp. root/rhizome. Chinese wild ginger.
- *tang-kouei* = **dāng guī** 當歸(当归) Angelica sinensis root. Chinese angelica.
- *pe-tsee* = **bái zhǐ** 白芷 Angelica dahurica root. Dahurican angelica.
- *tsin-py* = **qīng pí** 青皮 Citrus reticulata green peel. Tangerine.
- *tchin-py* = **chén pí** 陳皮(陈皮) Citrus reticulata aged peel. Tangerine.

11g of each of the above.

Reduce to a powder; • **honey** (72g) • **wine**, *put into* • *hot* **water**.

> § Fr 36.1 *Han-py-hong* (**foie, rate jaunes**).
>
> Symptômes : écume continuelle autour la bouche, mouvements des mâchoires; l'animal se couche sans cesse, souffle bruyant par les naseaux, plaintes, il remue la tête, yeux fixes, lèvres et langue noires.

§ Tr 36.1 *gān pí huáng* (**yellow liver & spleen**)
肝脾黃（肝脾黄）*yellow liver & spleen*

Symptoms : constant froth around the mouth, jaw movements; the animal lies down continuously, noisy breath through the nostrils, groans, it shakes its head, eyes fixed, black lips and tongue.

Fr 36.2 Donner *siao-hoang-san* (vu), et, si maladie est très-grave, donner *yu-tchin-san*. — *Yu-tchin, houang-lien, fang-fong, ta-houang, mou-tong, tche-mou, hoang-tsin, tsee-tsee, ma-teou-ling, me-men-tong, tien-men-tong* (7ᵍ,36); réduire en poudre; miel (36ᵍ), *hiang-yeou* (36ᵍ), œufs (2); mettre dans de l'eau chaude.

Tr 36.2 Give :- ***xiāo huáng sǎn*** 消黃散（消黄散）*Dispersing Yellow [Swelling] Powder* (see **1.2** & **2.2** above), or, if the illness is very grave, give ***yù jīn sǎn*** 鬱金散（郁金散）*Curcuma Powder*:

- *yu-tchin* = ***yù jīn*** 鬱金（郁金）Curcuma spp. root. *Inc.* turmeric.
- *houang-lien* = ***huáng lián*** 黃連（黄连）Coptis spp. rhizome. Goldthread.
- *fang-fong* = ***fáng fēng*** 防風（防风）Saposhnikovia divaricata root. Saposhnikovia.
- *ta-houang* = ***dà huáng*** 大黃（大黄）Rheum spp. root/rhizome. Rhubarb.
- *mou-tong* = ***mù tōng*** 木通 Akebia spp. stalk. Akebia.
- *tche-mou* = ***zhī mǔ*** 知母 Anemarrhena asphodeloides rhizome. Anemarrhena.

- *hoang-tsin* = **huáng qín** 黃芩（黄芩） Scutellaria baicalensis root. Baical skullcap.
- *tsee-tsee* = **zhī zǐ** 梔子（栀子） Gardenia jasminoides fruit. Cape jasmine.
- *ma-teou-ling* = **mǎ dōu líng** 馬兜鈴（马兜铃） Aristolochia spp. fruit. Birthwort.
- *me-men-tong* = **mài mén dōng** 麥門冬（麦门冬） Ophiopogon japonicus tuber. Ophiopogon. Mondo grass.
- *tien-men-tong* = **tiān mén dōng** 天門冬（天门冬） Asparagus cochinchinensis tuber. Chinese asparagus.

7.36g [of each].

Reduce to a powder; • **honey** *(36g)* • **xiāng yóu** [= *hiang-yeou*] 香油 *sesame oil (36g)* • *2* **eggs**; *put into* • *hot* **water**.

> § Fr 37.1   *Han-tchang* (**foie long**).
>
> Symptômes : prostration, l'animal remue la tête, la tourne toujours à droite ou à gauche, mouvements des mâchoires, écume jaune autour de la bouche, souffle bruyant par les naseaux; il aime à se coucher, borborygmes; il frappe la terre avec le pied; lèvres et langue violettes.

§ Tr 37.1   *gān zhàng* (**diffuse liver**)‡
                 肝脹（肝胀）*swollen liver*
                    ‡ [Compare **25.1**.]

Symptoms : prostration, the animal moves its head, always turns it to the right or to the left, jaw movements, yellow froth around the mouth, noisy breathing through the nostrils; it likes to lie down, rumbling bowels; it stamps on the ground; violet lips and tongue.

Fr 37.2 Traitement : *Ly-fey-san* (vu); ajouter *yn-tchin, mou-tong, houei-hiang* ; réduire en poudre; miel (36g), œufs (2), dans de l'eau chaude; donner ensuite *ping-ouey-san*.

Tr 37.2 Treatment :- *lǐ fèi sǎn* 理肺散 Rectify Lung Powder (see **1.4** above); add

- *yn-tchin* = *yīn chén* 茵陳（茵陈）Artemisia spp. herb. Virgate wormwood.
- *mou-tong* = *mù tōng* 木通 Akebia spp. stalk. Akebia.
- *houei-hiang* = *huí xiāng* 茴香 Foeniculum vulgare fruit. Fennel.

Reduce to a powder; • **honey** *(36g)* • **2 eggs***, in* • *hot* **water***; then give* **xiāo jī píng wèi sǎn** *消積平胃散（消积平胃散）Eliminating Food Stagnation to Harmonize Stomach Powder [see **29.2** above].*

> § Fr 38.1   *Han-fong* (**vents au foie**).
>
> Symptômes : inappétence, écume autour de la bouche, râle dans la gorge, éternuments, tête basse, dos courbé, ventre gonflé, bouche et langue bleuâtres.

§ Tr 38.1   **gān fēng (wind in the liver)**
　　　　　　　肝風（肝风）*liver wind*

Symptoms : lack of appetite, froth around the mouth, rattling in the throat, sneezing, low head, curved back, swollen belly, mouth and tongue bluish.

Fr 38.2 Traitement : *Sia-fong-san*‡ et *y-ouei-san* ‡‡(vu).

‡ [Refers to *fey-fong-san*. *Sia* = ? **xié** 脅（胁）*rib-side*.]
‡‡ [Refers to *siao-ky-ping-ouei-san*. *y* = ? **yì** 益 *benefits, increases*.]

Tr 38.2   Treatment :- **fèi fēng sǎn** 肺風散（肺风散）*Lung Wind Powder* [see **2.9** & **12.2**] and **xiāo jī píng wèi sǎn** 消積平胃散（消积平胃散）*Eliminating Food Stagnation to Harmonize Stomach Powder* (see **29.2** above).

> **§ Fr 39.1** *Han-piao-hin* (**vide dans le foie et dans les parties appelées** *piao*).
>
> Symptômes : yeux larmoyants, l'animal remue la tête; râle dans la gorge, borborygmes, souffle bruyant par les naseaux, mouvements des mâchoires, écoulement de mucosités épaisses par la bouche; il se couche; inappétence, langue et bouche blanches.

§ Tr 39.1 *gān biǎo xū* (**vacuity in the liver & in the parts called** *biǎo* **exterior**)
肝表虛（肝表虚）liver & exterior vacuity

Symptoms : watery eyes, the animal moves its head; rattling in the throat, rumbling of the bowels, noisy breathing through the nostrils, jaw movements, discharge of thick mucus from the mouth; it lies down; lack of appetite, white tongue and mouth.

Fr 39.2 Traitement : *Long-kou, pe-fan, tchin-tchou, hoa-che, tchou-cha, yuen-tche* ; réduire en poudre; miel (72ᵍ), *hiang-yeou* (1ᵍ); mettre dans de l'eau chaude.

Tr 39.2 Treatment :-
- *long-kou* = **lóng gǔ** 龍骨（龙骨）Dragon bone. Fossil bone.
- *pe-fan* = **bái fán** 白礬（白矾）Alumen. Alum.
- *tchin-tchou* = **jīn zhú** 1. 箟竹 Bamboo (S. China sp.) leaf/root. 2. 金竹 Phyllostachys sulphurea bamboo shavings.
- *hoa-che* = **huá shí** 滑石 Talcum.
- *tchou-cha* = **zhū shā** 朱砂 Cinnabar. Red mercury sulphide.
- *yuen-tche* = **yuǎn zhì** 遠志（远志）Polygala spp. root. Thinleaf milkwort.

Reduce to a powder; • **honey** *(72g)* • **xiāng yóu** [= *hiang-yeou*] 香油 *sesame oil (1g); put into* • *hot* **water**.

> **§ Fr 40.1** *Han-piao-chong* (**faiblesse dans le foie et dans les parties appelées** *piao*).
>
> Symptômes : ventre enflé, oreilles basses, mouvements des mâchoires; grincement de dents; l'animal se couche et appuie son menton contre le terre; souffle bruyant par les naseaux, langue et lèvres blanches.

§ Tr 40.1 *gān biǎo qióng* (**weakness in the liver & in the parts called** *biǎo* **exterior**)
肝表窮 (肝表穷) *liver & exterior exhaustion*

Symptoms : swollen belly, low ears, jaw movements; grinding of teeth; the animal lies down and presses his chin against the ground; noisy breathing through nostrils, white tongue and lips.

Fr 40.2 Traitement : *Ko-py-san.- Tsin-py, tchin-py, ho-po, houei-sin, sy-sin, kouei-hiang, tang-kouei, pe-tsee, ping-lang* (7^g,36 chacun); réduire en poudre, mettre dans de l'eau chaude.

Tr 40.2 Treatment :- *jú pí sǎn* 橘皮散 Tangerine Peel Powder:
- *tsin-py* = ***qīng pí*** 青皮 Citrus reticulata green peel. Tangerine.
- *tchin-py* = ***chén pí*** 陳皮(陈皮) Citrus reticulata aged peel. Tangerine.
- *ho-po* = ***hòu pò*** 厚朴 Magnolia officinalis bark. Magnolia.
- *houei-sin* = ***huī xiàn*** 灰莧(灰苋) Chenopodium album seed. Pigweed.
- *sy-sin* = ***xì xīn*** 細辛(细辛) Asarum spp. root/rhizome. Chinese wild ginger.
- *kouei-hiang* = ***guǐ jiàn*** 鬼箭 Euonymus alatus 'wings'/twigs. Spindle tree.
- *tang-kouei* = ***dāng guī*** 當歸(当归) Angelica sinensis root. Chinese angelica.

- *pe-tsee* = **bái zhǐ** 白芷 Angelica dahurica root. Dahurican angelica.
- *ping-lang* = **bīng láng** 檳榔（槟榔）Areca catechu nut. Betel.

7.36g of each of the above.

Reduce to powder, put into ● *hot* **water**.

> § Fr 41.1   *Chin-kia-fong* (**maladie des reins**).
>
> Symptômes : testicules enflés et dur; l'animal ne peut marcher; reins courbés, lèvres et langue blanches.

§ Tr 41.1   *shèn xié fēng* (**disorder of the kidneys**)
腎邪風（肾邪风）*kidney wind evil*

Symptoms : swollen and hard testicles; the animal cannot walk; back curved, white lips and tongue.

Fr 41.2 Traitement : *Houei-hiang-san. — Houei-hiang, tang-kouei, cho-yo, hie-pŏ, kin-py, tsuen-lien-tsee, mou-tong, y-tche, tien-lieou, ho-ye, yuen-kou-che, kin-kio, jou-kouei* (7ᵍ,36); réduire en poudre, mettre dans de l'eau chaude; donner ensuite *fang-fong-san* (vu).

Tr 41.2 Treatment :- ***huí xiāng sǎn*** 茴香散 *Fennel Powder*:
- *houei-hiang* = ***huí xiāng*** 茴香 Foeniculum vulgare fruit. Fennel.
- *tang-kouei* = ***dāng guī*** 當歸（当归）Angelica sinensis root. Chinese angelica.
- *cho-yo* = ***sháo yào*** 芍藥（芍药）Paeonia spp. rubra root. Red peony root.
- *hie-pŏ* = ***xiè pó [cài]*** 謝婆［菜］（谢婆［菜］）Veronica anagallis-aquatica entire/root. Water speedwell.
- *kin-py* = ***qín pí*** 秦皮 Fraxinus spp. bark. Korean ash.
- *tsuen-lien-tsee* = ***chuān liàn zǐ*** 川楝子 Melia toosendan fruit. Sichuan pogoda tree.
- *mou-tong* = ***mù tōng*** 木通 Akebia spp. stalk. Akebia.
- *y-tche* = ***yì zhì*** 益智 Dimocarpus longan fruit. Longan.
- *tien-lieou* = ***tiān liǔ*** 天蓼 Polygonum orientale entire (with or without root)/fruit. Prince's feather.

- *ho-ye* = **hé yè** 荷葉(荷叶) Nelumbo nucifera leaf. Lotus leaf.
- *yuen-kou-che* = **yuán [dòu] kòu ké** 圓[豆]蔻殼(圆[豆]蔻壳) Amomum cardamom fruit husk. Green cardamom.
- *kin-kio* = **qín jiāo** 秦艽 Gentiana macrophylla root. Large leaf gentian.
- *jou-kouei* = **ròu guì** 肉桂 Cinnamomum cassia inner bark. Saigon cinnamon.

7.36g [of each].

Reduce to a powder, put into ● *hot* **water**.

Then give :- **fáng fēng sǎn** 防風散(防风散) *Saposhnikovia Powder* (see **13.2** above).

> § Fr 42.1 *Chin-kia-hoang* (**reins et poitrine jaunes**).
>
> Symptômes : corps froid et enflé, l'animal ne peut remuer; de l'urine jaune coule constamment et goutte à goutte par la verge; prostration, oppression; l'animal est toujours couché, mouvement de la queue, coliques et plaintes, lèvres et langue jaunâtres.

§ **Tr 42.1** *shèn xié huáng* (**yellow kidneys & chest**)
腎脅黃（肾胁黄）*yellow kidneys & rib-side*

Symptoms : cold and swollen body, the animal cannot move; yellow urine flows constantly and drip by drip from the penis; prostration, breathlessness; the animal is always lying down, flicking of the tail, colic and groaning, lips and tongue yellowish.

Fr 42.2 Traitement : *Siao-hoang-san* (vu); ajouter *po-siao* (11g), ensuite *fang-fong-san* (vu).

Tr 42.2 Treatment :- ***xiāo huáng sǎn*** 消黃散（消黄散）*Dispersing Yellow [Swelling] Powder* (see **1.2 & 2.2** above); add ***pǔ xiāo*** 樸消（朴消）Glauber's salt (11g), then afterward ***fáng fēng sǎn*** 防風散（防风散）*Saposhnikovia Powder* (see **13.2** above).

> § **Fr 43.1** *Chin-kia-chang* (**reins et poitrine**).
>
> Symptômes : oreilles basses.bouche et langue violettes; oppression, écoulement de mucosités par les naseaux, ventre froid; l'animal reste toujours couché, plaintes, prostration, inappétence, pouls *tchin-sy*.

§ **Tr 43.1** *shèn xié xiāng* (**kidneys & chest**)
腎脅相（肾胁相）*kidney & rib-side combination*

Symptoms : low ears, violet mouth and tongue; breathlessness, flow of mucus from the nostrils, cold belly; the animal always stays lying down, groaning, prostration, lack of appetite, pulse ***chén xì*** [沉細（沉细）sunken & fine].

Fr 43.2 Traitement : *Hoang-tsin, pe-tsee, tsay-hou, ma-houang, kan-kiang, long-kou, pe-fou-tsee, jo-tchong-jong, jo-kouei, houei-hiang* (3ᵍ,68); réduire en poudre, mettre dans de l'eau chaude; donner ensuite *fang-fong-san* (vu).

Tr 43.2 Treatment :-
- *hoang-tsin* = ***huáng qín*** 黃芩（黄芩） Scutellaria baicalensis root. Baical skullcap.
- *pe-tsee* = ***bái zhǐ*** 白芷 Angelica dahurica root. Dahurican angelica.
- *tsay-hou* = ***chái hú*** 柴胡 Bupleurum spp. root. Hare's ear.
- *ma-houang* = ***má huáng*** 麻黄（麻黄） Ephedra spp. leaf/stem. Ephedra.
- *kan-kiang* = ***gān jiāng*** 乾薑（干姜） Zingiber officinalis dried rhizome. Ginger.
- *long-kou* = ***lóng gǔ*** 龍骨（龙骨） Dragon bone. Fossil bone.
- *pe-fou-tsee* = ***bái fù zǐ*** 白附子 Typhonium giganteum prepared rhizome. Giant voodoo lily.
- *jo-tchong-jong* = ***ròu cōng róng*** 肉蓯蓉（肉苁蓉） Cistanche deserticola herb. Desert broomrape.

- *jo-kouei* = **ròu guì** 肉桂 Cinnamomum cassia inner bark. Saigon cinnamon.
- *houei-hiang* = **huí xiāng** 茴香 Foeniculum vulgare fruit. Fennel.

3.68g [of each].

Reduce to a powder, put into ● *hot **water**.*

Then give :- **fáng fēng sǎn** 防風散（防风散）*Saposhnikovia Powder* (see **13.2** above).

> **§ Fr 44.1** *Chin-pang.*
>
> Symptômes : tout le corps froid, poitrine chaude, prostration, l'animal se couche; bouche et langue bleues; inappétence, souffle bruyant par les naseaux, plaintes de temps à autre.

§ Tr 44.1 shèn bing
腎病（肾病） kidney disease

Symptoms: all of the body cold, [but] hot chest, prostration, the animal lies down; blue mouth and tongue; lack of appetite, noisy breathing through the nostrils, groaning from time to time.

Fr 44.2 Traitement : *Houei-hiang-san* (vu), ou *fang-fong-san* (vu), ou *tchou-yu, ho-pê, tang-kouei* (11^g chacun).

Tr 44.2 Treatment :- **huí xiāng sǎn** 茴香散 Fennel Powder (see **41.2** above), or **fáng fēng sǎn** 防風散（防风散）Saposhnikovia Powder (see **13.2** above), or:
- *tchou-yu* = **zhú yoú** 竹油 Bamboo spp. sap (dried).
- *ho-pê* = = **hé bí** 荷鼻 Nelumbo nucifera leaf stalk. Lotus.
- *tang-kouei* = **dāng guī** 當歸（当归）Angelica sinensis root. Chinese angelica.

11g of each of the above.

> § **Fr 45.1** *Chin-kia-lang.*
>
> Symptômes : convulsions, corps enflé, oppression, mouvements de la tête, yeux fixes et larmoyants; l'animal se couche souvent et ne peut se relever; bouche et langue bleues.

§ **Tr 45.1**　　　　　*shèn xié lěng*
　　　　　腎脅冷（肾胁冷）*kidney & rib-side cold*

Symptoms : convulsions, swollen body, breathlessness, head movements, fixed and watery eyes; the animal often lies down and cannot get up; blue mouth and tongue.

Fr 45.2 Traitement : saigner; remède : *Ou-che, fang-fong, nieou-sy, tang-kouei* (7ᵍ, 36 chacun); vin, eau; ensuite *fang-fong-san* (vu).

Tr 45.2 Treatment :- bleeding. Remedy:
- *ou-che* = **wū shé** 烏蛇（乌蛇）Zaocys dhumnades. Blackstriped snake.
- *fang-fong* = **fáng fēng** 防風（防风）Saposhnikovia divaricata root. Saposhnikovia.
- *nieou-sy* = **niú xī** 牛膝 Achyranthes bidentata root. Achyranthes.
- *tang-kouei* = **dāng guī** 當歸（当归）Angelica sinensis root. Chinese angelica.

　　　　　　　　　　　　　7.36g of each of the above.
- **wine**.
- **water**.

Follow with :- **fáng fēng săn** 防風散（防风散）*Saposhnikovia Powder* (see **13.2** above).

> **§ Fr 46.1** *Chin-kia-je* (**chaleur aux reins et à la poitrine**).
>
> Symptômes : l'animal se couche, urine comme du sang; douleur continuelle dans tout le corps, chaleur. plaintes, mucosités claires coulant par le nez, mouvements des mâchoires, écume jaune autour de la bouche, mouvement continuel des paupières, yeux larmoyants, inappétence; bouche et langue bleues.

§ Tr 46.1 *shèn xié rè* (**heat in the kidneys & chest**)
腎脅熱（肾胁热）*kidney & rib-side heat*

Symptoms: the animal lies down, urine like blood; continual pain throughout the body, heat. groaning, clear mucus flows from the nose, movements of the jaws, yellow froth around the mouth, continual movement of the eyelids, watery eyes, lack of appetite; blue mouth and tongue.

Fr 46.2 Traitement : *Ta-houang-san*. — *Ta-hoang, fang-ky, hoang-yo-tsee, kin-kio, kan-tsao, kouei-hiang, hing-jin, houang-tsin, ma-teou-ling, tche-mou, pe-mou, yn-tchin* (3^g, 68 chacun), miel (72^g); mettre dans de l'eau chaude.

Tr 46.2 Treatment :- **dà huáng săn** 大黃散（大黄散）*Rhubarb Powder*:

- *ta-hoang* = **dà huáng** 大黃（大黄）Rheum spp. root/rhizome. Rhubarb.
- *fang-ky* = **fáng jǐ** 防己 Stephania tetrandra root. Stephania.
- *hoang-yo-tsee* = **huáng yào zǐ** 黃藥子（黄药子）Discorea bulbifera rhizome (tuber). Air yam/potato.
- *kin-kio* = **qín jiāo** 秦艽 Gentiana macrophylla root. Large leaf gentian.
- *kan-tsao* = **gān căo** 甘草（甘艸）Glycyrrhiza spp. root. Licorice. Liquorice.

- *kouei-hiang* = **guǐ jiàn** 鬼箭 Euonymus alatus 'wings'/twigs. Spindle tree.
- *hing-jin* = **xìng rén** 杏仁 Prunus spp. seed/kernel. Apricot.
- *houang-tsin* = **huáng qín** 黃芩(黄芩) Scutellaria baicalensis root. Baical skullcap.
- *ma-teou-ling* = **mǎ dōu líng** 馬兜鈴(马兜铃) Aristolochia spp. fruit. Birthwort.
- *tche-mou* = **zhī mǔ** 知母 Anemarrhena asphodeloides rhizome. Anemarrhena.
- *pe-mou* = **bèi mǔ** 貝母(贝母) Fritillaria spp. bulb. Fritillary.
- *yn-tchin* = **yīn chén** 茵陳(茵陈) Artemisia spp. herb. Virgate wormwood.

3.68g of each of the above.

- **honey**.   72g.

Put into ● *hot* **water**.

Fr 46.3 Autre remède : *Ou-tchou-yu-san. — Ou-tchou-yu, mou-pie-tsee, tchin-tchou, tchuen-kiao, long-yen, tsao-ou, ko-ky, yuen-hoa* (7^g,36 chacun); réduire en poudre; vinaigre, eau chaude.

Tr 46.3 Another remedy :- **wú zhū yú sǎn** 吳茱萸散(吴茱萸散) *Evodia Powder*:
- *ou-tchou-yu* = **wú zhū yú** 吳茱萸(吴茱萸) Evodia rutaecarpa fruit. Evodia.
- *mou-pie-tsee* = **mù biē zǐ** 木鱉子(木鳖子) Momordica cochinchinensis seed. Momordica.
- *tchin-tchou* = **jīn zhú** 1. 箮竹 Bamboo (S. China sp.) leaf/root. 2. 金竹 Phyllostachys sulphurea bamboo shavings.
- *tchuen-kiao* = **chuān jiāo** 川椒 Zanthoxylum bungeanum pericarp. Sichuan pepper.

- *long-yen* = **lóng yān** 龍眼（龙眼） Dimocarpus longan fruit flesh. Longan.
- *tsao-ou* = **cǎo wū** 草烏（草乌） Aconitum kusnezoffii prepared root. Wild aconite.
- *ko-ky* = **kǔ qǐ** 苦杞　Lycium spp, root bark. Wolfberry.
- *yuen-hoa* = **yuán huā** 芫花　Daphne genkwa flower. Genkwa.

7.36g of each of the above.

Reduce to a powder; • **vinegar** • *hot* **water**.

> § **Fr 47.1** *Ta-chang-fong* (**maladie du gros intestin**).
>
> Symptômes : douleur aux yeux, tête basse, oreilles basses, dos courbé, ventre gonflé, borborygmes, souffle par les naseaux, prostration, pouls *tchin-sy*, bouche et langue violettes.

§ **Tr 47.1** *dà cháng fēng* (**large intestine disorder**)
大腸風(大肠风) *large intestine wind* [pathogen]

Symptoms: pain in the eyes, head down, low ears, curved back, swollen belly, rumbling bowels, puffing through the nostrils, prostration, pulse **chén xì** [沉細(沉细) sunken & fine], violet mouth and tongue.

Fr 47.2 Remède : *Hoa-che, yuen-hoa, kien-lieou-tsee, tsao-kiao* (3ᵍ,68 chacun); réduire en poudre; eau chaude.

Tr 47.2 Remedy :-

- *hoa-che* = **huá shí** 滑石 Talcum.
- *yuen-hoa* = **yuán huā** 芫花 Daphne genkwa flower. Genkwa.
- *kien-lieou-tsee* = **jiàn [yè] liǔ zǐ** 箭[葉]蓼子(箭[叶]蓼子) Polygonum sieboldii seed. Smartweed.
- *tsao-kiao* = **zào jiǎo** 皂角 Gleditsia sinensis fruit. Chinese honeylocust.

3.68g of each of the above.
Reduce to a powder; ● *hot* **water**.

Fr 47.3 Autre remède : *Tong-kouan-san.* — *Hiu-choui-tsee, my-fen, hoa-che, mou-tong, chou-fen, tsien-lieou, tsao-kiao* (7ᵍ,36 chacun); réduire en poudre; *hiang-yeou* (100ᵍ), rhubarbe (36ᵍ); faire bouillir.

Tr 47.3 Another remedy :- ***tōng guān sǎn*** 通關散(通关散) *Gate-Freeing Powder*:

- *hiu-choui-tsee* = ***xù suí zǐ*** 續隨子(续随子) Euphorbia lathyris seed/herb/flower. Caper spurge.
- *my-fen* = ***mǐ fěn*** 米粉 Flour from Sun-dried boiled rice.
- *hoa-che* = ***huá shí*** 滑石 Talcum.
- *mou-tong* = ***mù tōng*** 木通 Akebia spp. stalk. Akebia.
- *chou-fen* = ***jiǔ féng*** 韭蓮(韭莲) 1. Anemarrhena asphodeloides rhizome. 2. Adenophora spp. root.
- *tsien-lieou* = ***chēng liǔ*** 檉柳(柽柳) Tamarix chinensis twig & leaf. Tamarisk.
- *tsao-kiao* = ***zào jiǎo*** 皂角 Gleditsia sinensis fruit. Chinese honeylocust.

7.36g of each of the above.

Reduce to a powder; • ***xiāng yóu*** [= *hiang-yeou*] 香油 *sesame oil (100g)* • ***dà huáng*** 大黃(大黄) *rhubarb root/rhizome (36g);* • ***boil.***

> § **Fr 48.1**   *Ta-chang-kia* (**maladie du gros intestin**).
>
> Symptômes : indigestion, oppression, ventre gonflé, suppression d'urine, coliques; l'animal se couche; chaleur à la poitrine; il tourne constamment la tête, souffle par les naseaux, frappe la terre avec les pieds; lèvres et langue très-rouge.

§ **Tr 48.1**   *dà cháng xié* (**large intestine disorder**)
大腸邪（大肠邪）*large intestine evil*

Symptoms : indigestion, breathlessness, swollen belly, suppression of urine, colic; the animal lies down; hot chest; it constantly turns its head, puffing through its nostrils, stamps on the ground; lips and tongue very red.

Fr 48.2 Traitement : *Ma-kia-ouan. — Pa-teou, ou-ling-tsee, tsien-lieou, kan-sui, ta-ky, hoa-che, kiu-me, mou-tong, hiu-choui-tsee, ta-hoang, hiang-fou-tsee* (7ᵍ,36 chacun); réduire en poudre; eau chaude et vinaigre.

Tr 48.2 Treatment :- **mǎ jià wán** 馬價丸（马价丸）*Cost of a Horse 'Pill'*:

- *pa-teou* = **bā dòu** 巴豆 Croton tiglium fruit. Croton.
- *ou-ling-tsee* = **wǔ líng zhī** 五靈脂（五灵脂）Flying squirrel faeces.
- *tsien-lieou* = **chēng liǔ** 檉柳（柽柳）Tamarix chinensis twig & leaf. Tamarisk.
- *kan-sui* = **gān suì** 甘遂 Euphorbia kansui root. Kan-sui.
- *ta-ky* = **dà jì** 大薊（大蓟）Cirsium japonicum entire/herb/root. Japanese thistle.
- *hoa-che* = **huá shí** 滑石 Talcum.
- *kiu-me* = **qú mài** 瞿麥（瞿麦）Dianthus spp. herb. Fringed/Chinese pink.

- *mou-tong* = **mù tōng** 木通 Akebia spp. stalk. Akebia.
- *hiu-choui-tsee* = **xù suí zǐ** 續隨子（续随子）Euphorbia lathyris seed/herb/flower. Caper spurge.
- *ta-hoang* = **dà huáng** 大黃（大黄）Rheum spp. root/rhizome. Rhubarb.
- *hiang-fou-tsee* = **xiāng fù zǐ** 香附子 Cyperus rotundus rhizome. Nut-grass.

7.36g of each of the above.

Reduce to a powder; • hot **water** • **vinegar**.

> § Fr 49.1   *Siao-tchang-fong* (**maladie du petit intestin**).
>
> Symptômes : ventre enflé, tout le corps froid et enflé; l'animal tourne constamment la tête pour se mordre la peau; somnolence, oppression, bouche et langue violacées.

§ Tr 49.1   *xiǎo cháng fēng* (**small intestine disease**)
小腸風（小肠风）small intestine wind [pathogen]

Symptoms : swollen belly, the whole body cold and swollen; the animal constantly turns its head to bite its skin; drowsiness, breathlessness, purplish-blue mouth and tongue.

Fr 49.2 Remède : *Ta-kiai-ouan. — Hiu-choui-tsee, tsao-kiao, kiu-me, chou-fen, yu-pe-py, kien-lieou, yen-hoa* (7ᵍ,36); réduire en poudre; ajouter farine d'orge, mettre dans eau chaude.

Tr 49.2   Remedy :- **dà jié wán** 大潔丸（大洁丸）Major Cleansing 'Pill':

- *hiu-choui-tsee* = **xù suí zǐ** 續隨子（续随子）Euphorbia lathyris seed/herb/flower. Caper spurge.
- *tsao-kiao* = **zào jiǎo** 皂角 Gleditsia sinensis fruit. Chinese honeylocust.
- *kiu-me* = **qú mài** 瞿麥（瞿麦）Dianthus spp. herb. Fringed/Chinese pink.
- *chou-fen* = **jiǔ féng** 韭蓮（韭莲）1. Anemarrhena asphodeloides rhizome. 2. Adenophora spp. root.
- *yu-pe-py* = **yú bái pí** 榆白皮 Ulmus pumila root bark/branch bark. Elm.
- *kien-lieou* = **jiàn [yè] liǔ** 箭[葉]蓼（箭[叶]蓼）Polygonum sieboldii seed/entire. Smartweed.
- *yen-hoa* = **yuán huā** 芫花 Daphne genkwa flower. Genkwa.

7.36g [of each].

Reduce to a powder; add • **barley flour**, *put into* • *hot* **water**.

Fr 49.3 Autre remède : ‡*Tien-men-tong. - Me-men-tong, pe-tsee, ma-houang, fou-tsee, tchong-jin, houei-hiang, yen-hoa, ko-ky* (7ᵍ,36); réduire en poudre; ajouter un peu de vin.

‡ [Underlined phrase should read *Tien-men-tong, me-men-tong,*].

Tr 49.3 Another remedy :-
- *tien-men-tong* = **tiān mén dōng** 天門冬（天门冬）Asparagus cochinchinensis tuber. Chinese asparagus.
- *me-men-tong* = **mài mén dōng** 麥門冬（麦门冬）Ophiopogon japonicus tuber. Ophiopogon. Mondo grass.
- *pe-tsee* = **bái zhǐ** 白芷 Angelica dahurica root. Dahurican angelica.
- *ma-houang* = **má huáng** 麻黃（麻黄）Ephedra spp. leaf/stem. Ephedra.
- *fou-tsee* = **fù zǐ** 附子 Aconitum carmichaeli prepared accessory root. Sichuan aconite.
- *tchong-jin*
- *houei-hiang* = **huí xiāng** 茴香 Foeniculum vulgare fruit. Fennel.
- *yen-hoa* = **yuán huā** 芫花 Daphne genkwa flower. Genkwa.
- *ko-ky* = **kǔ qǐ** 苦杞 Lycium spp, root bark. Wolfberry.

7.36g [of each].

Reduce to a powder; add • *a little* **wine**.

> § Fr 50.1　　　　　*Siao-tchang-kiai.*
>
> Symptômes : suppression d'urine, ventre enflé, mouvements de la tête, agitation; l'animal se lève, puis se couche; chaleur à l'estomac, dos courbé; dans le cas òu il y a un peu d'emission d'urine, elle est comme du sang; oppression, borborygmes continuels, langue bleue.

§ **Tr 50.1**　　　　　*xiǎo cháng jiè*
　　　　　　　小腸痊（小肠痊）*small intestine disease*

Symptoms : suppression of urine, swollen belly, head movements, agitation; the animal gets up and then lies down; hot stomach, curved back; in the case where there is little passage of urine, it is like blood; breathlessness, continual rumbling of the bowels, blue tongue.

Fr 50.2　Remède : *Chou-yu, ye-ko, yu-kin, hai-kin-cha, po-siao, ta-houang* (7ᵍ,36 chacun).

Tr 50.2　Remedy:
- *chou-yu* = **zhú yoú** 竹油 Bamboo spp. sap (dried).
- *ye-ko* = **yě gé** 野葛 1. Pueraria lobata root. Wild kudzu. 2. Gelsemium elegans root/entire.
- *yu-kin* = **yù jīn** 鬱金（郁金）Curcuma spp. root. *Inc.* turmeric.
- *hai-kin-cha* = **hǎi jīn shā** 海金沙 Lygodium japonicum spores. Lygodium.
- *po-siao* = **pǔ xiāo** 樸消（朴消）Glauber's salt.
- *ta-houang* = **dà huáng** 大黃（大黄）Rheum spp. root/rhizome. Rhubarb.

7.36g of each of the above.

Fr 50.3 Autre remède : *Hoa-che-san*. — *Hoa-che, tche-siao-teou, mou-tong, kin-me, hai-kin-cha, teng-sin, yn-tchin, tche-mou, tchou-ling, kouang-pě* (7ᵍ,36 chacun).

Tr 50.3 Another remedy :- **huá shí săn** 滑石散 *Talcum Powder*:
- *hoa-che* = **huá shí** 滑石 Talcum.
- *tche-siao-teou* = **chì xiǎo dòu** 赤小豆 Phaseolus spp. seed/flower. Adzuki bean.
- *mou-tong* = **mù tōng** 木通 Akebia spp. stalk. Akebia.
- *kin-me* = **gàn mǐ** 稈米 Coix lacryma-jobi seed. Job's tears.
- *hai-kin-cha* = **hǎi jīn shā** 海金沙 Lygodium japonicum spores. Lygodium.
- *teng-sin* = **dēng xīn [cǎo]** 燈心[草]（灯心[草]）Juncus effusus pith. Juncus rush.
- *yn-tchin* = **yīn chén** 茵陳（茵陈）Artemisia spp. herb. Virgate wormwood.
- *tche-mou* = **zhī mǔ** 知母 Anemarrhena asphodeloides rhizome. Anemarrhena.
- *tchou-ling* = **zhū líng** 豬苓（猪苓）Polyporus umbellatus. Polyporus.
- *kouang-pě* = **guǎng pí** 廣皮（广皮）Citrus reticulata 'Chachi' aged peel. Tangerine.

7.36g of each of the above.

> § **Fr 51.1** *Choui-kia-fong.*
>
> Symptômes : douleur dans les os, prostration, perte d'appétit, tête basse, mouvements des mâchoires, oppression; l'animal reste couché; cou roide, pouls *tchin-che*, langue violacée.

§ **Tr 51.1** *shuǐ xié fēng*
水邪風（水邪风）wind & water evil

Symptoms : pain in the bones, prostration, loss of appetite, low head, jaw movements, breathlessnes; the animal remains lying down; stiff neck, pulse **chén shí** [沉實（沉实）sunken & replete], purplish-blue tongue.

Fr 51.2 Traitement : *Fang-fong-san* (vu); lotionner avec *kan-tsao-tang.* – *Kan-tsao, ly-lou, fang-fong, kin-kiai, tsao-kiao, kou-chin, po-ho, tchuen-py* (11ᵍ chacun); eau chaude.

Tr 51.2 Treatment :- **fáng fēng sǎn** 防風散（防风散）Saposhnikovia Powder (see **13.2** above); bathe with **gān cǎo tāng** 甘草湯（甘艸汤）*Liquorice Decoction*:

- *kan-tsao* = **gān cǎo** 甘草（甘艸）Glycyrrhiza spp. root. Licorice. Liquorice.
- *ly-lou* = **lí lú** 藜蘆（藜芦）Veratrum spp. root/rhizome. Veratrum.
- *fang-fong* = **fáng fēng** 防風（防风）Saposhnikovia divaricata root. Saposhnikovia.
- *kin-kiai* = **jīn jié [gěng]** 津桔[梗] Platycodon grandiflorus (southern variety) root. Balloon flower.
- *tsao-kiao* = **zào jiǎo** 皂角 Gleditsia sinensis fruit. Chinese honeylocust.

- *kou-chin* = **kǔ qín** 苦芹 Oenanthe stolonifera (white) root. Water dropwort.
- *po-ho* = **bò hé** 薄荷 Mentha haplocalyx herb. Field mint.
- *tchuen-py* = **quán pí** 荃皮 Jasminum giraldii root. Florida yellow/showy jasmine.

11g of each of the above.

- hot **water**.

> **§ Fr 52.1**   *Tsee-chang-fong.*
>
> Symptômes : ventre enflé, prostration, il remue la tête, oppression, souffle bruyant par les naseaux, pouls *hong*, langue rouge.

§ Tr 52.1   *zhì shāng fēng*
滯傷風(滞伤风) *stagnant wind damage*

Symptoms : swollen belly, prostration, it shakes its head, breathlessness, noisy breathing through the nostrils, pulse **hóng** [洪 surging], red tongue.

Fr 52.2 Remède : *Fang-fong-san* (vu).

Tr 52.2 Remedy :- ***fáng fēng sǎn*** 防風散(防风散) *Saposhnikovia Powder* (see **13.2** above).

> § Fr 53.1　　　　　　　　*Jong-tou-hong.*
>
> Symptômes : démangeaisons, écoulement d'eau claire par les naseaux, maigreur, poils hérissés, pouls *hong*, langue rouge.

§ Tr 53.1　　　　　　　　**xiōng tóu hóng**
胸頭洪（胸头洪） *surging chest & head*

Symptoms : itching, clear watery discharge flows from the nostrils, thinness, hair stands on end, pulse **hóng** [洪 surging], red tongue.

Fr 53.2 Remède : *Hong-hoa-san.* — *Hong-hoa, mo-yo, kiĕ-kang, chin-kin, tsee-kiao, tang-kouei, chan-tcha, ko-pĕ, tchin-py, kan-tsao, pe-yo-tsee, hoang-yo-tsee* (3ᵍ,68 chacun).

Tr 53.2 Remedy :- **hóng huā sǎn** 紅花散（红花散）*Safflower Powder*:

- *hong-hoa* = **hóng huā** 紅花（红花）Carthamus tinctorius flower. Safflower.
- *mo-yo* = **mò yào** 沒藥（沒药）Myrrh.
- *kiĕ-kang* = **jié gěng** 桔梗 Platycodon grandiflorus root. Balloon flower.
- *chin-kin* = **shēn jīn [cǎo]** 伸筋[草] Lycopodium japonicum herb. Common clubmoss.
- *tsee-kiao* = **zhǐ qiào** 枳殼（枳壳）Citrus aurantium fruit. Bitter orange.
- *tang-kouei* = **dāng guī** 當歸（当归）Angelica sinensis root. Chinese angelica.
- *chan-tcha* = **shān zhā** 山楂 Crataegus pinnatifida fruit. Hawthorn.
- *ko-pĕ* = **jú bái** 橘白 Citrus reticulata inner peel. Tangerine.

- *tchin-py* = **chén pí** 陳皮(陈皮) Citrus reticulata aged peel. Tangerine.
- *kan-tsao* = **gān cǎo** 甘草(甘艸) Glycyrrhiza spp. root. Licorice. Liquorice.
- *pe-yo-tsee* = **bái yào zǐ** 白樂子 Trichosanthes bracteata/kirilowii seed. Chinese cucumber.
- *hoang-yo-tsee* = **huáng yào zǐ** 黃藥子(黄药子) Discorea bulbifera rhizome (tuber). Air yam/potato.

3.68g of each of the above.

> § **Fr 54.1** *Teou-chang-tchang.*
>
> Symptômes : mouvements des mâchoires, constipation, agitation de la tête, prostration, l'animal frappe la terre avec le pied; borborygmes, ventre enflé; il cherche à se mordre le côté; pouls *sy* faible, langue violacée.

§ **Tr 54.1** *dōu shāng cháng*
都傷腸（都伤肠） *both intestines damaged*

Symptoms : jaw movements, constipation, tossing of the head, prostration, the animal stamps on the ground; rumbling bowels, swollen belly; it tries to bite its side; fine pulse *xì*, purplish-blue tongue.

Fr 54.2 Traitement : *Po-siao, ta-houang, pa-teou, tsien-lieou* (11ᵍ chacun); réduire en poudre; graisse de porc, miel (150ᵍ); eau chaude.

Tr 54.2 Treatment :-
- *po-siao* = **pǔ xiāo** 樸消（朴消） Glauber's salt.
- *ta-houang* = **dà huáng** 大黃（大黄） Rheum spp. root/rhizome. Rhubarb.
- *pa-teou* = **bā dòu** 巴豆 Croton tiglium fruit. Croton.
- *tsien-lieou* = **chēng liǔ** 檉柳（柽柳） Tamarix chinensis twig & leaf. Tamarisk.

11g of each of the above.

Reduce to a powder; • **lard** • **honey** *(150g);* • *hot* **water**.

§ Fr 55.1	*Tchang-tchoang.*

Cette maladie provient de coups que l'animal s'est donnés involuntairement; inappétence, maigreur.

§ Tr 55.1　　　　　　　　*shāng chuāng*
　　　　　　　　　　　傷創(伤创) *wound damage*

This condition comes from knocks that the animal gave itself involuntarily; lack of appetite, thinness.

Fr 55.2 Traitement : ‡ *Ken-kiao-san* (vu), et frotter l'animal à la partie blessée avec *long-kou, pe-ky* (11ᵍ chacun); réduire en poudre, *hiang-yeou*, faire un onguent.
‡ [Actually refers to *Kin-kio-seng san* as in **2.6**].

Tr 55.2 Treatment :- **qín jiāo sǎn** 秦艽散 *Large Leaf Gentian Powder* (see **2.6** above), and rub the animal's injured part with:
- *long-kou* = **lóng gǔ** 龍骨(龙骨) Dragon bone. Fossil bone.
- *pe-ky* = **bái jí** 白及 Bletilla striata rhizome. Bletilla.
　　　　11g of each of the above, reduced to powder.

- *hiang-yeou* = **xiāng yóu** 香油 sesame oil.
　　　　　　　　　　　　　To create an ointment.

> **§ Fr 56.1**　　　　　　　*Tou-fen-sy.*
>
> Symptômes : constipation, vomissement de matières claires, râle dans la gorge, l'animal se couche; yeux fermés, mouvements des mâchoires, pouls (*tchin-sy*) profond, faible, langue bleue.

§ Tr 56.1　　　　　　*dǔ fǎn xī*
　　　　　　　肚反稀 watery stomach reflux

Symptoms : constipation, vomiting of clear matter, rattling in the throat, the animal lies down; closed eyes, jaw movements, pulse ***chén xì*** [沉細(沉细)] sunken & fine, blue tongue.

Fr 56.2　Remède : ‡ *ping-ouei-san* (vu), ou ‡‡ *ta-kiai-san* (vu).
‡ [Refers to *siao-ky-ping-ouei-san* as in **29.2**].
‡‡ [This should probably read *ta-houang-san* as in **46.2**].

Tr 56.2　Remedy:- ***xiāo jī píng wèi sǎn*** 消積平胃散(消积平胃散) *Eliminating Food Stagnation to Harmonize Stomach Powder* (see **29.2** above), or dà huáng sǎn 大黃散(大黄散) *Rhubarb Powder* (see **46.2** above).

> § Fr 57.1   *Py-tchong-cha* (**refroidissement**).
>
> Symptômes : naseaux engorgés d'où coule de l'eau.

§ Tr 57.1   *pí zhōng zhá* (**chilling**)
             脾中扎 *cold penetrates spleen & centre*

Symptoms : obstructed nostrils from which watery discharge flows.

Fr 57.2 Traitement :‡ <u>*Tien-men-tong. — Pe-tsee,*</u> *pe-mou, jo-tchong-jong, kouei-sin, hoan-tong-hoa, yuen-seng, tche-mou, py-pa-ye* (7ᵍ,36 chacun); réduire en poudre; miel (36ᵍ), *hiang-yeou* (36ᵍ); eau chaude.
‡ [The <u>underlined phrase</u> should read *Tien-men-tong, pe-tsee,*].

Tr 57.2 Treatment :-
- *tien-men-tong* = **tiān mén dōng** 天門冬（天门冬）Asparagus cochinchinensis tuber. Chinese asparagus.
- *pe-tsee* = **bái zhǐ** 白芷 Angelica dahurica root. Dahurican angelica.
- *pe-mou* = **bèi mǔ** 貝母（贝母）Fritillaria spp. bulb. Fritillary.
- *jo-tchong-jong* = **ròu cōng róng** 肉蓯蓉（肉苁蓉）Cistanche deserticola herb. Desert broomrape.
- *kouei-sin* = **guì xīn** 桂心 Cinnamomum cassia bark heart. Saigon cinnamon.
- *hoan-tong-hoa* = **kuǎn dōng huā** 款冬花 Tussilago farfara flower. Coltsfoot.
- *yuen-seng* = **yuán shēn** 元參（元参）Scrophularia ningpoensis root. Ningpo figwort.
- *tche-mou* = **zhī mǔ** 知母 Anemarrhena asphodeloides rhizome. Anemarrhena.
- *py-pa-ye* = **pí pa yè** 枇杷葉（枇杷叶）Eriobotrya japonica leaf. Loquat.

Fr 57.3 Autre remède : *ly-fey-san* (vu).

Tr 57.3 Another remedy :- ***lǐ fèi sǎn*** 理肺散 *Rectify Lung Powder* (see **1.4** above).

> § Fr 58.1   *Kia-tchong-choang.*
>
> Symptômes : mouvements des mâchoires, écume autour de la bouche; bouche intérieurement rouge.

§ Tr 58.1   *xié zhōng shuāng*
脅中雙（胁中双）*rib-side & centre combination*

Symptoms: movements of the jaws, froth around the mouth; mouth red internally.

Fr 58.2 Traitement : *Siao-houang-san* (vu).

Tr 58.2 Treatment :- ***xiāo huáng sǎn*** 消黃散（消黄散）*Dispersing Yellow [Swelling] Powder* (see **1.2** & **2.2** above).

> § **Fr 59.1** *Fou-fong.*
>
> Symptômes : les poils tombent; inappétence; de l'eau jaune coule par les naseaux.

§ **Tr 59.1** *fú fēng*
伏風(伏风) *deep-lying wind*

Symptoms: the hairs falls out; loss of appetite; yellow water y discharge flows from the nostrils.

Fr 59.2 Remède : ‡ *Kin-fey-san* (vu).
‡ [This is the same as *Tsin-fey-san* as in **11.5**].

Tr 59.2 Remedy :- *qīng fèi sǎn* 清肺散 *Clearing Lung Powder* (see **11.5** above).

> § **Fr 60.1** *Sie-kan-fong.*
>
> Symptômes : dents serrées, prostration, sueur, yeux fixes; l'animal remue la tête; souffle par les naseaux; langue bleue.

§ **Tr 60.1** *xié gān fēng*
邪肝風(邪肝风) *evil liver wind*

Symptoms : clenched teeth, prostration, sweat, fixed eyes; the animal shakes its head; puffing through the nostrils; blue tongue.

Fr 60.2 Remède : *Ou-kong, tien-ma, fou-tsee, jo-kouei, hy-ly, ouei-ling-sien, pan-hia* (7ᵍ,36 chacun), eau chaude; ou *fang-fong-san* (vu).

Tr 60.2 Remedy :-
- *ou-kong* = **wú gōng** 蜈蚣 Scolopendra. Centipede.
- *tien-ma* = **tiān má** 天麻 Gastrodia elata rhizome. Gastrodia.
- *fou-tsee* = **fù zǐ** 附子 Aconitum carmichaeli prepared accessory root. Sichuan aconite.
- *jo-kouei* = **ròu guì** 肉桂 Cinnamomum cassia inner bark. Saigon cinnamon.
- *hy-ly* = **xì lǐ [shí]** 細理[石](细理[石]) Crystalline gypsum.
- *ouei-ling-sien* = **wēi líng xiān** 威靈仙(威灵仙) Clematis spp. root. Chinese clematis.
- *pan-hia* = **bàn xià** 半夏 Pinellia ternata rhizome. Pinellia.
  7.36g of each of the above.
- hot **water**.

Or :
fáng fēng sǎn 防風散(防风散) *Saposhnikovia Powder* (see **13.2** above).

> § Fr 61.1   *Pien-chin-tchoang.*
>
> Symptômes : les poils tombent et sont remplacés par des plaques prurigineuses; maigreur.

§ Tr 61.1   *biàn shēn chuāng*
偏身創（遍身创）*wounds of whole body*

Symptoms : the hairs falls out and is replaced by itchy patches; thinness.

Fr 61.2 Traitement : *Fang-fong-san* (vu); laver avec *kan-tsao-tang*.

Tr 61.2 Treatment :- **fáng fēng sǎn** 防風散（防风散）*Saposhnikovia Powder* (see **13.2** above); wash with **gān cǎo tāng** 甘草湯（甘艸汤）*Liquorice Decoction* [see **51.2** above].

> **§ Fr 62.1** *Kiai-kou-chang.*
>
> Douleur au pied par suite d'une blessure, de coups, ou d'entorse; l'animal ne peut marcher.

§ Tr 62.1 *qué gǔ shāng*
瘸骨傷（瘸骨伤）*bone damage lameness*

Foot pain due to injury, knocks, or sprain; the animal cannot walk.

> **Fr 62.2** Traitement : lui donner *nieou-sy, jo-tchong-jong, jo-kouei, pa-ky, houei-hiang, ping-lang, kouei-pan, kou-kou, kou-soui-pou, tsee-jen-tong* (11ᵍ), eau chaude.

Tr 62.2 Give :-

- *nieou-sy* = **niú xī** 牛膝 Achyranthes bidentata root.
- *jo-tchong-jong* = **ròu cōng róng** 肉蓯蓉（肉苁蓉）Cistanche deserticola herb. Desert broomrape.
- *jo-kouei* = **ròu guì** 肉桂 Cinnamomum cassia inner bark. Saigon cinnamon.
- *pa-ky* = **bái jí** 白及 Bletilla striata rhizome. Bletilla.
- *houei-hiang* = **huí xiāng** 茴香 Foeniculum vulgare fruit. Fennel.
- *ping-lang* = **bīng láng** 檳榔（槟榔）Areca catechu nut. Betel.
- *kouei-pan* = **guī bǎn** 龜板（龟板）Chinemys reevesii plastron. Fresh-water turtle shell.
- *kou-kou* = **jù jù [cǎo]** 鋸鋸[草]（锯锯[草]）Rubia cordifolia root. Madder.
- *kou-soui-pou* = **gǔ suì bǔ** 骨碎補（骨碎补）Drynaria fortunei rhizome. Basket fern.
- *tsee-jen-tong* = **zì rán tóng** 自然銅（自然铜）Pyrite.

11g [of each].

- hot **water**.

> § Fr 63.1   *Tou-tchong.*
>
> Symptômes : ventre très-enflé, écume autour de la bouche, inappétence, langue blanche, quelquefois douleur au ventre, plaintes; l'animal aime à se coucher.

§ Tr 63.1   *dǔ zhǒng*
              肚腫(肚肿) *abdominal swelling*

Symptoms : swollen belly, froth around the mouth, loss of appetite, white tongue, sometimes belly pain, groaning; the animal likes to lie down.

Fr 63.2 Traitement : *Choui-tche, mang-tchong, hong-leang, ouan-kin, che-tan, mo-yo, tang-kouei* (11^g); réduire en poudre; eau chaude.

Tr 63.2 Treatment :-
- *choui-tche* = **shuǐ zé** 水澤(水泽) Alisma orientalis rhizome. Water plantain.
- *mang-tchong* = **méng chóng** 虻虫 Gadfly.
- *hong-leang* = **hóng lián [zǐ]** 紅蓮[子](红莲[子]) Nelumbo nucifera seed (unpeeled red lotus seed).
- *ouan-kin* = **wàn jīn [zǐ]** 萬金子 Vitex trifolia fruit. Vitex.
- *che-tan* = **shí dǎn** 石膽(石胆) Copper sulphate/sulfate.
- *mo-yo* = **mò yào** 沒藥(沒药) Myrrh.
- *tang-kouei* = **dāng guī** 當歸(当归) Angelica sinensis root. Chinese angelica.

11g [of each].

Reduce to a powder; ● *hot* **water**.

> § **Fr 64.1** *Chan-kou.*
>
> Chute, à la suite de laquelle les yeux sont fermés; inappétence; l'animal frappe la terre avec les pieds; poils sec, langue jaune.

§ **Tr 64.1** *xiàn gū*
陷孤 *solitary fall*

A fall, after which the eyes are closed; loss of appetite; the animal stamps on the ground; dry hair, yellow tongue.

> **Fr 64.2** Remède : *Ting-tong-san. — Tang-kouei, ho-sse, jou-hiang, mo-yo, hiue-kiai, hong-hua* (11ᵍ chacun); réduire en poudre; …

Tr 64.2 Remedy :- **dìng tòng săn** 定痛散 *Settle Pain Powder*:
- *tang-kouei* = **dāng guī** 當歸（当归）Angelica sinensis root. Chinese angelica.
- *ho-sse* = **hè shī** 鶴虱（鹤虱）Carpesium abrotanoides fruit. Carpesium.
- *jou-hiang* = **rù xiāng** 乳香 Olibanum. Frankincense,
- *mo-yo* = **mò yào** 沒藥（沒药）Myrrh.
- *hiue-kiai* = **xuè jié** 血竭 Daemonorops draco resin. Dragon's blood.
- *hong-hua* = **hóng huā** 紅花（红花）Carthamus tinctorius flower. Safflower.

11g of each of the above.

Reduce to a powder; …

> **Fr 64.3** …[autre remède] *tsee-tong-san,* [-] *fang-fong, lien-kiao, hoai-hoa, choui-tche, tang-kouei, tsay-hou, kiang-ko* (11ᵍ chacun), *che-hiang* (0ᵍ,03); poudre; miel (72ᵍ), eau chaude.

Tr 64.3 … [another remedy] *zhǐ tòng sǎn* 止痛散 Stop Pain Powder:

- *fang-fong* = **fáng fēng** 防風(防风) Saposhnikovia divaricata root. Saposhnikovia.
- *lien-kiao* = **lián qiào** 連翹(连翘) Forsythia suspensa fruit. Forsythia.
- *hoai-hoa* = **huái huā** 槐花 Sophora japonica flower bud. Sophora.
- *choui-tche* = **shuǐ zhì** 水蛭 Hirudo. Leech.
- *tang-kouei* = **dāng guī** 當歸(当归) Angelica sinensis root. Chinese angelica.
- *tsay-hou* = **chái hú** 柴胡 Bupleurum spp. root. Hare's ear.
- *kiang-ko* = **jiāng zhū** 江珠 Succinum. Amber.

11g of each of the above.

- *che-hiang* = **shè xiāng** 麝香 Moschus. Musk.   *0.03g [30mg].*

Powder; • **honey** *(72g)* • *hot* **water**.

> § **Fr 65.1** *Yen-teou-fong.*
>
> Symptômes : du sang coule par les naseaux; l'animal remue la tête.

§ **Tr 65.1** *yān tóu fēng*
咽頭風（咽头风） throat & head wind

Symptoms: blood flows from the nostrils; the animal shakes its head.

Fr 65.2 Remède : *Che-hiang* (0ᵍ,03), *tchou-ya-tsao* (4ᵍ), *hoa-ty* (8ᵍ), *ting-ly* (8ᵍ), *ly-lou* (8ᵍ), *kou-kin-tsao* (8ᵍ), *louy-lo* (8ᵍ), *tsee-jen-tong* (8ᵍ); réduire en poudre; eau chaude. Donner ensuite *fang-fong-san*.

Tr 65.2 Remedy :-
- *che-hiang* = **shè xiāng** 麝香 Moschus. Musk.   0.03g [30mg].
- *tchou-ya-tsao* = **zhū yá cǎo** 豬牙草（猪牙艸） Polygonum aviculare herb. Knotweed.   4g.
- *hoa-ty* = **gūa dì** 瓜蒂 Cucumis melo stalk. Melon.   8g.
- *ting-ly* = **tíng lì [zǐ]** 葶藶[子]（葶苈[子]） Lepidium apetalum/ Descurainia sophia seed. Tingli.   8g.
- *ly-lou* = **lí lú** 藜蘆（藜芦） Veratrum spp. root/rhizome. Veratrum.   8g.
- *kou-kin-tsao* = **gǔ jīng cǎo** 穀精草（谷精艸） Eriocaulon buergerianum flower heads. Pipewort.   8g.
- *louy-lo* = **lòu lú** 漏蘆（漏芦） Rhaponticum uniflorum root. Rhaponticum.   8g.
- *tsee-jen-tong* = **zì rán tóng** 自然銅（自然铜） Pyrite.   8g.

Reduce to a powder; ● *hot* **water**. *Then follow with :-* **fáng fēng sǎn** 防風散（防风散） *Saposhnikovia Powder* [see **13.2** above].

§ **Fr 66.1** *Lao-yen--fong.*

Symptômes : prostration, éternu[e]ments; de l'eau coule par les naseaux; inappétence, plaintes, pouls *hong-cho* (débordant, rapide); langue rouge.

§ **Tr 66.1** *láo yān fēng*
勞咽風（劳咽风）throat wind taxation

Symptoms : prostration, sneezing; watery discharge flows from the nostrils; lack of appetite, groaning, pulse **hóng shuò** 洪數（洪数）(surging, rapid); red tongue.

Fr 66.2 Remède : *fang-fong-san* (vu).

Tr 66.2 Remedy :- ***fáng fēng sǎn*** 防風散（防风散）*Saposhnikovia Powder* (see **13.2** above).

> **§ Fr 67.1** *Lang-to-han.*
>
> Les yeux fermés; de l'eau et du sang coulent par les naseaux; naseaux engorgés, pouls lent; lèvres violacées, sueur au poitrail.

§ Tr 67.1 *lěng tuō gān*
冷脫肝（冷脱肝） *liver sheds cold*

Eyes closed; watery discharge and blood flow from the nostrils; blocked nostrils, slow pulse; purplish-blue lips, sweat on the chest.

Fr 67.2 Traitement : *Siao-han-san* (vu) ou *cha-jin-seng.* — *Cha-jin, kan-tsao, tchin-py, tsee-tsee, kou-kou, houang-kin, houang-pe, che-kiue-ming, tsao-kiue-ming, long-tan-tsao* (7ᵍ,36 chacun); réduire en poudre; eau chaude.

Tr 67.2 Treatment :- **xiǎo gān sǎn** 小肝散 *Minor Liver Powder* (see **22.4** above) or **shā rén shēn** 砂仁神 *Amomum Miracle*:

- *cha-jin* = **shā rén** 砂仁 Amomum spp. fruit. Grains-of-paradise.
- *kan-tsao* = **gān cǎo** 甘草（甘艸）Glycyrrhiza spp. root. Licorice. Liquorice.
- *tchin-py* = **chén pí** 陳皮（陈皮）Citrus reticulata aged peel. Tangerine.
- *tsee-tsee* = **zhī zǐ** 梔子（栀子）Gardenia jasminoides fruit. Cape jasmine.
- *kou-kou* = **jù jù [cǎo]** 鋸鋸［草］（锯锯［草］）Rubia cordifolia root. Madder.
- *houang-kin* = **huáng jīng** 黃精（黄精）Polygonatum spp. rhizome. Siberian Solomon's seal.
- *houang-pe* = **huáng bǎi** 黃柏（黄柏）Phellodendron spp. bark. Amur cork tree.

- *che-kiue-ming* = **shí jué míng** 石決明（石决明）Haliotis spp. shell. Abalone.
- *tsao-kiue-ming* = **cǎo jué míng** 草決明 Cassia spp. seed. Foetid cassia.
- *long-tan-tsao* = **lóng dǎn cǎo** 龍膽草（龙胆草）Gentiana spp. root. Chinese gentian.

7.36g of each of the above.

Reduce to a powder; • *hot* **water**.

§ **Fr 68.1**   *Nuei-yao-kiang.*

Symptômes : écoulement de mucosités blanches ou rouge par le nez, mouvements des mâchoires, écume autour de la bouche, tête basse, plaintes; il aime à mordre son poil; inappétence, quelquefois grincement de dents; pouls *hong* (débordant), langue rouge.

§ **Tr 68.1**   *nüè yào jiàng*
瘧瘧強（疟疟强）*stubborn 'malaria'*

Symptoms : flow of white or red mucus from the nose, jaw movements, froth around the mouth, head down, groaning; it likes to bite its hair; lack of appetite, sometimes grinding of the teeth; pulse ***hóng*** 洪 (surging), red tongue.

Fr 68.2 Traitement : *Ly-fey-san* (vu) ou ‡ *siao-fong-san* (vu).
‡ [Probably should read *fang-fong-san* as in **13.2**].

Tr 68.2 Treatment :- ***lǐ fèi sǎn*** 理肺散 *Rectify Lung Powder* (see **1.4** above) or ***fáng fēng sǎn*** 防風散（防风散）*Saposhnikovia Powder* (see **13.2** above).

> § **Fr 69.1** *Ou-yang-pan.*
>
> Symptômes : l'animal remue toujours la langue; inappétence, soubresauts; lèvres et langue rouge, yeux enflés.

§ **Tr 69.1** *wú yáng bēn*
無陽奔（无阳奔）*running lacks yang*

Symptoms : the animal always shakes its tongue; lack of appetite, plunges; lips and tongue red, eyes swollen.

Fr 69.2 Remède : *Houang-pe-san.* — *Houang-pe, tche-mou, pe-mou, yu-kin, ta-hoang, tsee-tsee, hoang-tsin, pe-tsee, kie-keng, cho-yo, hoa-lo-jin* (7ᵍ,36 chac-un); réduire en poudre; miel (150ᵍ); eau chaude.

Tr 69.2 Remedy:- *huáng bǎi sǎn* 黃柏散（黄柏散）*Phellodendron Powder*:

- *houang-pe* = **huáng bǎi** 黃柏（黄柏）Phellodendron spp. bark. Amur cork tree.
- *tche-mou* = **zhī mǔ** 知母 Anemarrhena asphodeloides rhizome. Anemarrhena.
- *pe-mou* = **bèi mǔ** 貝母（贝母）Fritillaria spp. bulb. Fritillary.
- *yu-kin* = **yù jīn** 鬱金（郁金）Curcuma spp. root. *Inc.* turmeric.
- *ta-hoang* = **dà huáng** 大黃（大黄）Rheum spp. root/rhizome. Rhubarb.
- *tsee-tsee* = **zhī zǐ** 栀子（栀子）Gardenia jasminoides fruit. Cape jasmine.
- *hoang-tsin* = **huáng qín** 黃芩（黄芩）Scutellaria baicalensis root. Baical skullcap.
- *pe-tsee* = **bái zhǐ** 白芷 Angelica dahurica root. Dahurican angelica.

- *kie-keng* = **jié gěng** 桔梗 Platycodon grandiflorus root. Balloon flower.
- *cho-yo* = **sháo yào** 芍藥（芍药） Paeonia spp. rubra root. Red peony root.
- *hoa-lo-jin* = **guā lóu rén** 瓜蔞仁（瓜蒌仁） Trichosanthes kirilowii/rosthornii seed. Chinese cucumber.

7.36g of each of the above.

Reduce to a powder; ● **honey** *(150g)* ● *hot* **water**.

> § **Fr 70.1** *Tchang-toan.*
>
> Symptômes : fatigue excessive après avoir mangé; sueur, fièvre, tremblement; l'animal frappe la terre avec le pied, difficultés dans les selles, borborygmes, oppression.

§ **Tr 70.1** *cháng duàn*
腸斷（肠断）bowels give up

Symptoms : excessive tiredness after eating; sweat, fever, trembling; the animal stamps on the ground, difficulties in passing faeces, rumbling bowels, breathlessness.

Fr 70.2 Remède : ‡ *Tien-hoan-san* (vu) et *hiang-jou-san*. — *Hiang-jou, hoang-tsin, houang-lien, kan-tsao, tsay-hou, tang-kouei, lien-kiao, hona-fen, tsee-tsee* (7ᵍ,36 chacun); poudre; miel (72ᵍ), eau chaude.
‡ [This should be read as *Ta-houang-san* as in **46.2**].

Tr 70.2 Remedy :- **dà huáng sǎn** 大黃散（大黄散）Rhubarb Powder (see **46.2** above) and **xiāng rú sǎn** 香薷散 Mosla Powder
- *hiang-jou* = **xiāng rú** 香薷 Mosla chinensis herb.
- *hoang-tsin* = **huáng qín** 黃芩（黄芩）Scutellaria baicalensis root. Baical skullcap.
- *houang-lien* = **huáng lián** 黃連（黄连）Coptis spp. rhizome. Goldthread.
- *kan-tsao* = **gān cǎo** 甘草（甘艸）Glycyrrhiza spp. root. Licorice. Liquorice.
- *tsay-hou* = **chái hú** 柴胡 Bupleurum spp. root. Hare's ear.
- *tang-kouei* = **dāng guī** 當歸（当归）Angelica sinensis root. Chinese angelica.
- *lien-kiao* = **lián qiào** 連翹（连翘）Forsythia suspensa fruit. Forsythia.

- *hoʉa-fen* = **huā fěn** 花粉 Trichosanthes kirilowii/rosthornii root. Chinese cucumber.
- *tsee-tsee* = **zhī zǐ** 梔子（栀子）Gardenia jasminoides fruit. Cape jasmine.

7.36g of each of the above.

Powder; ● **honey** *(72g)* ● *hot* **water**.

> § Fr 71.1   Les cinq *ting-tchoang*.
>
> 1° *Hiue-ting*. — L'animal étant blessé au garrot par la selle, le sang coule continuellement et la plaie ne peut se guérir.
>
> *Ting-ly* ; réduire en poudre; frotter l'animal avec de l'huile; ne pas le monter, le faire marcher.

§ Tr 71.1   The five [*wǔ*] dīng chuāng
[五]疔瘡（[五]疔疮） [*five*] *ulcerated sores*

1st *qū dīng* 枯疔 *saddle ulcer*. The animal being injured at the withers by the saddle, blood flows continuously, and the wound cannot be healed.

● *tíng lì* [*zǐ*] 葶藶[子]（葶苈[子]） (Lepidium apetalum/ Descurainia sophia seed. Tingli) ‡ ; reduce to powder; rub the animal with ● *oil*; do not mount it, make it work.

‡ [Traditionally used externally on sores contaminated with horse sweat].

> **Fr 71.2** 2° *He-ting*. - Blessure au garrot; il se forme un abcès d'où coule constamment du pus mêlé de sang; poils recourbés, mouvements des mâchoires; l'asnimal frappe la terre avec le pied.
>
> Prendre *hui-toan* réduit en poudre, avec du vinaigre, faire un onguent et frotter.

Tr 71.2 2nd *hé dīng* 河疔 *stream ulcer*. Injury to the withers; an abscess is formed, from which pus mixed with blood flows constantly; curled hairs, jaw movements; the animal stamps on the ground.

Take *xù duàn* 續斷（续断） (Dipsacus asperoides root. Japanese teasel), reduced to a powder, with ● *vinegar*; make into an ointment and rub in.

Fr 71.3 3° *Hy-ting*. — Ulcère venant à la naissance de la queue, rouge, très-gros; le crever avec un instrument et enlever la peau.

Tsao-ou ; réduire en poudre et le mettre sur la plaie avec de l'huile ou à sec; laver avec *fang-fong-san* (vu).

Tr 71.3 3rd *yĭ dīng* 尾疔 tail ulcer. Ulcer appearing at the root of the tail, red, very big; burst it with an instrument and remove its skin.

cǎo wū 草烏（草乌）(Aconitum kusnezoffii prepared root. Wild aconite); reduce to powder and put it on the wound with • *oil* or dry; wash with **fáng fēng sǎn** 防風散（防风散）*Saposhnikovia Powder* (see **13.2** above).

Fr 71.4 4° *Kin-ting*. — Blessure au-dessous du garrot, à l'endroit où porte la partie inférieure de la selle; maigreur, écoulement de matières sanguinolentes; les matières ne coulant plus, il se forme une espèce de veine bleue.

Remède : *Tsao-ou* ; réduire en poudre et mettre dessus; laver trois fois par jour avec *fang-fong-san* (vu).

Tr 71.4 4th *jīn dīng* 筋疔 vein ulcer. Injury below the withers, where the lower part of the saddle is; thinness, flow of bloody matter; the matter no longer flowing, a sort of blue vein is formed.

Remedy :- **cǎo wū** (as in **71.3** above); reduce to powder and apply to the ulcer; wash three times a day with **fáng fēng sǎn** (as in **71.3** above).

Fr 71.5 5° *Choui-ting*. — Cause : l'animal a bu de mauvaise eau. Un ulcère se forme au-dessus du ventre; cet ulcère a une couleur rouge; il en coule un mucus jaunâtre, maigreur; l'animal ne veut plus marcher.

Prendre *ou-kin-tsee*, appliquer dessus et laver chaque jour avec *fang-fong-san* (vu).

Tr 71.5 5th *shuǐ dīng* 水疔 *water ulcer*. Cause : The animal has drunk bad water. An ulcer is formed above the belly; this ulcer has a red color; yellowish mucus flows from it, thinness; the animal does not want to walk anymore.

Take ***wū jīn qī*** 烏金漆（乌金漆）*Wu-Jin Plaster* (= *Wu-Jin Gao* ‡), apply to the ulcer and wash each day with ***fáng fēng sǎn*** (see **71.3** above).

‡ [Formula not given by Dabry. However, according to *Yuan Heng* (1736), ***wū jīn gāo*** 烏金膏 (乌金膏) consists of croton seed (***bā dòu*** 巴豆), aconite root (***wū tóu*** 烏頭,乌头), bitumen (***lì qīng*** 瀝青, 沥青), dragon's blood (***xuè jié*** 血竭) & red lady-bug (***hóng niáng zǐ*** 紅娘子, 红娘子), ground together in equal quantities, the powder being applied directly to the ulcer].

> § Fr 72.1 *Che-tou* (**les dix poisons**).
>
> 1° *Yn-tou*. – Empoisonnement miasmatique; boutons sur tout le corps, qui finissent par s'ulcérer et resembler à des écrouelles.
> Donner à l'animal *lou-hiang-san* (~~vu~~).

§ Tr 72.1   *shí dú* (**the ten poisons**)
十毒 *ten poisonings*

1° *yīn dú* 陰毒（阴毒）*yin poisoning*. Miasmatic poisoning; papules all over the body, which end up by ulcerating and resembling scrofula.

Give the animal **lù xián sǎn** 鹿銜散（鹿衔散） *Senecio [spp.] Stalk/Leaf Powder*.

> Fr 72.2 2° *Yang-tou*. – Boutons en plus au moins grande nombre se formant autour du cou des deux côtés; les gencives et la langue très-rouges.
> Donner comme remède *tsin-sin-san* (vu) ou *lien-kiao-san* (~~vu~~).

Tr 72.2 2° *yáng dú* 陽毒（阳毒）*yang poisoning*. Papules in more or less large numbers forming around the neck on both sides; gums and tongue very red.

Give a remedy such as **qīng xīn sǎn** 清心散 *Clearing Heart Powder* (see **5.4** above) or **lián qiào sǎn** 連翹散（连翘散）*Forsythia Powder* [compound formula with Forsythia suspensa fruit].

> Fr 72.3 3° *Sin-tou*. – Boutons au poitrail, boutons sur la langue, écume autour de la bouche, bouche fermée.
> Remède : *Tsin-sin-san* (vu).

Tr 72.3 3° *xīn dú* 心毒 *heart poisoning*. Papules on the chest, papules on the tongue, foam around the mouth, mouth closed.

    Remedy :- ***qīng xīn sǎn*** 清心散 *Clearing Heart Powder* (see **5.4** above).

Fr 72.4 4° *Kan-tou.* – Ulcère près des deux yeux; piquer avec une aiguille d'acuponcture près des deux yeux.

    Lui donner *leang-kan-tsao* ou *siao-kan-tsan* (vu).

Tr 72.4 4° *gān dú* 肝毒 *liver poisoning*. Ulcer near to both eyes; puncture with an acupuncture needle near both eyes.

    Give it ***liáng*** [晾 air-dried] ***gān cǎo*** 甘草（甘艹）[Glycyrrhiza spp. root. Licorice. Liquorice] or ***xiǎo gān sǎn*** 小肝散 *Minor Liver Powder* (see **22.4** above).

Fr 72.5 5° *Py-tou.* – Boutons à la partie inférieure de la mâchoire; les deux côtés de la bouche ulcerés, avec écoulement de matières purulentes.

    Donner *y-ouei-san* ‡, ou *hoang-pe-san* (vu).

‡ [Refers to *siao-ky-ping-ouei-san*].

Tr 72.5 5° *pí dú* 脾毒 *spleen poisoning*. Papules at the lower part of the jaw; both sides of the mouth ulcerated, with discharge of purulent matter.

    Give ***xiāo jī píng wèi sǎn*** 消積平胃散（消积平胃散）*Eliminating Food Stagnation to Harmonize Stomach Powder* (see **29.2** above, & footnote to **Fr 38.2**), or ***huáng bǎi sǎn*** 黃柏散（黄柏散）*Phellodendron Powder* (see **69.2** above).

Fr 72.6 6° *Fey-tou.* – Toutes les parties de l'animal, depuis le milieu du corps jusqu'à la queue, prurigineuses; les crins tombent.

    Donner *tsin-fey-san* (vu).

Tr 72.6 6° *fèi dú* 肺毒 *lung poisoning*. All parts of the animal, from the middle of the body to the tail, are itchy; the coarse hair falls out.

Give ***qīng fèi sǎn*** 清肺散 Clearing Lung Powder (see **11.5** above).

Fr 72.7 7° *Chin-tou.* – Ulcère se formant au pied de l'animal, d'où coulent du pus et du sang.

Donner *fang-fong-san* ou *tchong-jong-san*. – *Jo-tchong-jong, py-tchin-kiai, pe-fou-tsee, kin-ling-tsee, tang-kouei, ping-lang, to-ho, jo-kouei, houei-hiang, mou-lan* (7ᵍ,36 chacun); réduire en poudre; eau salée; et donner à prendre.

Tr 72.7 7° *shèn dú* 腎毒 (肾毒) *kidney poisoning*. An ulcer forms on the foot of the animal, from which pus and blood flows.

Give ***fáng fēng sǎn*** (see **71.3**) or ***ròu cōng róng*** 肉蓯蓉散 (肉苁蓉散) *Cistanche Powder*:

- *jo-tchong-jong* = ***ròu cōng róng*** 肉蓯蓉 (肉苁蓉) Cistanche deserticola herb. Desert broomrape.
- *py-tchin-kiai* = ***bì chéng qié*** 畢澄茄 (毕澄茄) Daphnidium cubeba fruit/root. Litsea.
- *pe-fou-tsee* = ***bái fù zǐ*** 白附子 Typhonium giganteum prepared rhizome. Giant voodoo lily.
- *kin-ling-tsee* = ***jīn líng zǐ*** 金鈴子 (金铃子) Melia azedarach fruit. Chinaberry tree. Pride of India.
- *tang-kouei* = ***dāng guī*** 當歸 (当归) Angelica sinensis root. Chinese angelica.
- *ping-lang* = ***bīng láng*** 檳榔 (槟榔) Areca catechu nut. Betel.
- *to-ho* = ***tù hé*** 菟核 Amelopsis japonica fruit/root. Japanese peppervine.
- *jo-kouei* = ***ròu guì*** 肉桂 Cinnamomum cassia inner bark. Saigon cinnamon.
- *houei-hiang* = ***huí xiāng*** 茴香 Foeniculum vulgare fruit. Fennel.

- *mou-lan* = **mù lán** 木藍（木蓝）Indigo tinctoria. Indigo.

7.36g of each of the above.

Reduce to a powder; • **salt water** ; *administer.*

Fr 72.8 8° *Kin-tou.* – Ulcère à la jonction de la cuisse et de la jambe, d'où coulent du pus et du sang; l'animal ne peut marcher, inappétence; dès que l'animal fatigue un peu, écoulement de sang et de pus.
Donner *lien-kiao-san* (vu).

Tr 72.8 8° *jīng dú* 經毒（经毒）*channel poisoning*. An ulcer at the junction of the thigh and the leg, from which pus and blood flow; the animal cannot walk, lack of appetite; as soon as the animal tires a little, blood and pus flow.

Give **lián qiào sǎn** 連翹散（连翘散）*Forsythia Powder* [compound formula with Forsythia suspensa fruit].

Fr 72.9 9° *Tsi-tou.* – Ulcères dans les naseaux et au bout des naseaux; écoulement des mucosités.
Remède : lui donner *yan-fong-san*. – Hiong-houang, ou-teou, pe-tchou, tchuen-hiong, fang-fong, sy-sin, pe-tsee, tchin-tchou (7ᵍ, 36), pulvériser; ajouter *lien-kio* (11ᵍ), miel (72ᵍ), *hiang-yeou* (72ᵍ); eau chaude.

Tr 72.9 9° *qì dú* 氣毒（气毒）*breath poisoning*. Ulcers in the nostrils and at the end of the nostrils; flow of mucus.

Remedy :- give **yān fēng sǎn** 咽風散（咽风散）*Throat Wind Powder*:
- *hiong-houang* = **xióng huáng** 雄黃（雄黄）Realgar. Ruby of arsenic.
- *ou-teou* = **wū tóu** 烏頭（乌头）Aconitum carmichaeli prepared accessory root. Sichuan aconite.
- *pe-tchou* = **bái chǒu** 白丑 Pharbitis spp. seed. Morning glory.

- *tchuen-hiong* = **chuān xiōng** 川芎 Ligusticum chuanxiong rhizome. Sichuan lovage root.
- *fang-fong* = **fáng fēng** 防風（防风） Saposhnikovia divaricata root. Saposhnikovia.
- *sy-sin* = **xì xīn** 細辛（细辛） Asarum spp. root/rhizome. Chinese wild ginger.
- *pe-tsee* = **bái zhǐ** 白芷 Angelica dahurica root. Dahurican angelica.
- *tchin-tchou* = **jīn zhú** 1. 箟竹 Bamboo (S. China sp.) leaf/root. 2. 金竹 Phyllostachys sulphurea bamboo shavings.

7.36g [of each].

Reduce to a powder; add :

- **lián qiào** 連翹（连翘） Forsythia suspensa fruit. Forsythia.

  11g.
- **honey.** *72g.*
- *hiang-yeou* = **xiāng yóu** 香油 sesame oil. *72g.*
- hot **water**.

Fr 72.10 10° *Hiue-tou.* – *Sei-me*, tirer le sang et lui donner *pou-y-tang-kouei-san*.

Fr 72.10 10° **xuè dú** 血毒 *blood poisoning*. **shé mǐ** 蛇米 Cnidium monnieri seed (cnidium); let the blood and give the animal a *powder* of **pú è** 蒲萼 Typha spp. pollen (bulrush) *together with* **dāng guī** 當歸（当归） Angelica sinensis root (Chinese angelica).

Fr 72.11 Remède général pour tous les ulcères : *Ou-ting-kao*. – *Tsee-kong, ly-tsin, houang-la, hiang-yeou* (1/2 livre); faire bouillir le tout dans *hiang-yeou*.

Tr 72.11   A general remedy for all ulcers :- ***wú dīng gāo*** 無疔膏（无疔膏）*No Ulcer Ointment*:
- *tsee-kong* = ***zǐ gěng*** 紫梗 gum lac.
- *ly-tsin* = ***lí jīng*** 藜莖（藜茎）Chenopodium album entire/stalk/fruit. Pigweed.
- *houang-la* = ***huáng là*** 黃蠟（黄蜡）beeswax.
- *hiang-yeou* = ***xiāng yóu*** 香油 sesame oil. *(about ½ lb/250g)*.

Boil all [the solid ingredients] in the sesame oil.

> **§ Fr 73.1** *Kan-sou* (**rhume**).
>
> 1° L'animal tourne la tête à gauche et tousse; 2° *chin-sou*, lève la jambe droite et tousse; 3° *sin-sou*, frappe la terre avec les pieds et tousse; 4° *py-kin-sao*, tourne la tête à droite et tousse; 5° *oey-sou*, tousse et rend des vers; 6° *fey-kin-sao*, tousse et vomit des mucosités. Les symptômes qui accompagnent la toux sont : jambes froides, lèvres et langue bleuâtres; dans le cas où la toux amène un écoulement de mucosités purulentes par les naseaux, il y a danger.

§ Tr 73.1   *hán sòu* (**influenza**)
寒嗽 *cold cough*

1° The animal turns its head to the left and coughs; 2° *shèn sòu* 腎嗽（肾嗽）*kidney cough*, raises the right leg and coughs; 3° *xīn sòu* 心嗽 *heart cough*, stamps on the ground coughs; 4° *pí jīn sòu* 脾津嗽 *spleen liquid cough*, turns his head to the right and coughs; 5° *wèi sòu* 胃嗽 *stomach cough*, coughs and passes worms; 6° *fèi jīn sòu* 肺津嗽 *lung liquid cough*, coughs and vomits phlegm. The symptoms that accompany the cough are : cold legs, bluish lips and tongue; in the case where the cough brings a flow of purulent mucus from the nostrils, there is danger.

Fr 73.2 Traitement : 1° *siao-kan-san* (vu); 2° *mo-yo-san*, ou *he-ye-san* (~~vu~~); 3° *lo-kin-san*. – *Lo-kin-kan-tsao, tche-mou, pe-mou, po-ho, yu-kin, nieou-pang-tsee*, (11ᵍ), miel (72ᵍ), huile (1 livre), eau chaude; 4° *houang-tong-chou-san*. – *Houang-tong-hoa, hoang-yo-tsee, jin-seng, kiang-san, pe-ky, yu-kin* (7ᵍ,36); réduire en poudre; miel (72ᵍ), eau chaude; 5° *y-ouei-san* ‡; ~~5°~~ **6°** *ly-ley-san*, ou *tsin-fey-san* (vu).
‡ [Refers to *siao-ky-ping-ouei-san*].

Tr 73.2 Treatment :-

1° **xiǎo gān sǎn** 小肝散 Minor Liver Powder (see **22.4**).

2° ***mò yào sǎn*** 沒藥散(没药散) *Myrrh Powder* (see **20.2**) or ***hé yè sǎn*** 荷葉散(荷叶散) *Lotus Leaf Powder* [Nelumbo nucifera].

3° ***lú gēn sǎn*** 蘆根散(芦根散) *Phragmites Powder*:
- *lo-kin* = ***lú gēn*** 蘆根(芦根) Phragmites communis rhizome. Common reed.
- *kan-tsao* = ***gān cǎo*** 甘草(甘艸) Glycyrrhiza spp. root. Licorice. Liquorice.
- *tche-mou* = ***zhī mǔ*** 知母 Anemarrhena asphodeloides rhizome. Anemarrhena.
- *pe-mou* = ***bèi mǔ*** 貝母(贝母) Fritillaria spp. bulb. Fritillary.
- *po-ho* = ***bò hé*** 薄荷 Mentha haplocalyx herb. Field mint.
- *yu-kin* = ***yù jīn*** 鬱金(郁金) Curcuma spp. root. *Inc.* turmeric.
- *nieou-pang-tsee* = ***niú bàng zǐ*** 牛蒡子 Arctium lappa fruit. Great burdock.

                                                  11g [of each].
- **honey**.   *72g.*
- **oil**.   *about 1 lb/500g.*
- hot **water**.

4° ***kuǎn dōng chǎo sǎn*** 款冬炒散 *Dry-Fried Tussilago Powder*:
- *houang-tong-hoa* = ***kuǎn dōng huā*** 款冬花 Tussilago farfara flower. Coltsfoot.
- *hoang-yo-tsee* = ***huáng yào zǐ*** 黃藥子(黄药子) Discorea bulbifera rhizome (tuber). Air yam/potato.
- *jin-seng* = ***rén shēn*** 人參(人参) Panax ginseng root. Ginseng.
- *kiang-san* = ***jīang cán*** 僵蠶(僵蚕) Bombyx spp. Body of sick silkworm.
- *pe-ky* = ***bái jí*** 白及 Bletilla striata rhizome. Bletilla.
- *yu-kin* = ***yù jīn*** 鬱金(郁金) Curcuma spp. root. *Inc.* turmeric.

                                               7.36g [of each].

Reduce to a powder; • **honey** *(72g)* • hot **water**.

5° ***xiāo jī píng wèi săn*** 消積平胃散(消积平胃散) *Eliminating Food Stagnation to Harmonize Stomach Powder* (see **29.2** above, & footnote to **Fr 38.2**).

6° ***lí lú săn*** 藜蘆散(藜芦散) *Veratrum Powder* [Veratrum spp. root/rhizome. Veratrum.] or ***qīng fèi săn*** 清肺散 *Clearing Lung Powder* (see **11.5** above).

> § Fr 74.1   *Ophthalmie.*
>
> Boutons gros comme un grain de riz blanc, apparaissant à la surface de l'œil et grossissant peu à peu; œil larmoyant; ensuite une espèce de peau blanche couvre la surface de l'œil.

§ Tr 74.1   Ophthalmia
                         眼炎 *yăn yàn*

Lesions as large as grains of white rice, appearing on the surface of the eye and growing gradually; eye watery; following this, a type of white skin covers the surface of the eye.

Fr 74.2 Avec un instrument enlever cette peau et donner à l'animal *tsin-siang-san*. — *Tsin-siang-tsee, tsao-kiue-ming, kin-tsuen-che, long-tan-tsao, che-kiue-ming, tsan-toui, nieou-pang-tsee, hoang-lien, hoang-tsin, yu-kin, tchin-tchou, fang-fong, kan-kin, kan tsao* (4ᵍ); réduire en poudre fine; miel (72ᵍ), œufs (2), eau chaude; donner pendant plusieurs jours, et mettre sur l'œil *po-yen-san* (vu).

Tr 74.2 With an instrument, remove this skin, and give :- ***qīng xiāng săn*** 青葙散 *Wild Cock's-Comb Powder*:

- *tsin-siang-tsee* = ***qīng xiāng zĭ*** 青葙子 Celosia argentea seed. Wild cock's-comb.
- *tsao-kiue-ming* = ***căo jué míng*** 草决明 Cassia spp. seed. Foetid cassia.
- *kin-tsuen-che* = ***jĭng quán shí*** 井泉石 Loess concretion.
- *long-tan-tsao* = ***lóng dăn căo*** 龍膽草（龙胆草） Gentiana spp. root. Chinese gentian.
- *che-kiue-ming* = ***shí jué míng*** 石決明（石决明） Haliotis spp. shell. Abalone.
- *tsan-toui* = ***cán tuì*** 蠶蛻（蚕蜕） Silkworm cocoon.

- *nieou-pang-tsee* = **niú bàng zǐ** 牛蒡子 Arctium lappa fruit. Great burdock.
- *hoang-lien* = **huáng lián** 黃連(黄连) Coptis spp. rhizome. Goldthread.
- *hoang-tsin* = **huáng qín** 黃芩(黄芩) Scutellaria baicalensis root. Baical skullcap.
- *yu-kin* = **yù jīn** 鬱金(郁金) Curcuma spp. root. *Inc.* turmeric.
- *tchin-tchou* = **jīn zhú** 1. 篁竹 Bamboo (S. China sp.) leaf/root. 2. 金竹 Phyllostachys sulphurea bamboo shavings.
- *fang-fong* = **fáng fēng** 防風(防风) Saposhnikovia divaricata root. Saposhnikovia.
- *kan-kin* = **gān jǐn** 乾菫(干堇) Aconitum spp. dried processed root. Aconite.
- *kan tsao* = **gān cǎo** 甘草(甘艸) Glycyrrhiza spp. root. Licorice. Liquorice.

4g [of each].

Reduce to a powder; • **honey** *(72g)* • *2* **eggs** • *hot* **water**. *Give for several days, and put the following in the eye :-* **bō yǎn sǎn** 撥眼散 (拨眼散) *Clearing Eye Powder (see* **24.2** *above).*

INDEX OF DISEASES & SYNDROMES
According to Section Nº

1. Nodular lung.
2. Lung wind.
3. Yellow heart.
4. Exhausted yellow heart.
5. Scorched heart.
6. Hot heart.
7. Seasonal yellow heart.
8. Dry heart.
9. Damp heart.
10. Tired heart.
11. Lung taxation.
12. Heart-lung disease.
13. Lung & rib-side pain.
14. Yellow lung & rib-side [syndrome].
15. Lung swelling.
16. Lung & rib-side wind.
17. Lung bile.
18. Mare with foetus.
19. Lung & rib-side dyspnoea.
20. Laboured lung & rib-side,
21. Lung & rib-side *Qi* [syndrome].
22. Liver & rib-side [syndrome].
23. Liver contracts wind.
24. Yellow liver.
25. Swollen liver (1).
26. Liver heat.
27. Liver vacuity.
28. Weakened liver.
29. Spleen taxation.
30. Yellow spleen.

31. Empty spleen.
32. Dry spleen.
33. Spleen heat.
34. Severe spleen cold.
35. Spleen cold.
36. Yellow liver & spleen.
37. Swollen liver (2).
38. Liver wind.
39. Liver & exterior vacuity.
40. Liver & exterior exhaustion.
41. Kidney wind evil.
42. Yellow kidneys & rib-side.
43. Kidney & rib-side combination.
44. Kidney disease.
45. Kidney & rib-side cold.
46. Kidney & rib-side heat.
47. Large intestine pathogenic wind.
48. Large intestine evil.
49. Small intestine pathogenic wind.
50. Small intestine disease
51. Wind & water evil.
52. Stagnant wind damage.
53. Surging chest & head.
54. Both intestines damaged.
55. Wound damage.
56. Watery stomach reflux.
57. Cold penetrates spleen & centre.
58. Rib-side & centre combination.
59. Deep-lying wind.
60. Evil liver wind.
61. Wounds of whole body.
62. Bone damage lameness.
63. Abdominal swelling.
64. Solitary fall.
65. Throat & head wind.

66. Throat wind taxation.
67. Liver sheds cold.
68. Stubborn 'malaria'.
69. Running lacks yang.
70. Bowels give up.
71. Five ulcerated sores:
    71.1 Saddle sore.
    71.2 Stream[ing] ulcer.
    71.3 Tail ulcer.
    71.4 Vein ulcer.
    71.5 Water ulcer.
72. Ten poisonings:
    72.1 Yin poisoning.
    72.2 Yang poisoning.
    72.3 Heart poisoning.
    72.4 Liver poisoning.
    72.5 Spleen poisoning.
    72.6 Lung poisoning.
    72.7 Kidney posoning.
    72.8 Channel poisoning.
    72.9 Breath poisoning.
    72.10 Blood poisoning.
    72.11 Ulcers in general.
73. Cold cough (Influenza).
74. Ophthalmia.

SOME IMPORTANT CHINESE WORKS ON EQUINE MEDICINE PUBLISHED BEFORE 1863

502-557 A.D. Liang Dynasty.

Bo le liao ma jing (Bo Le's classics on treatment of equine diseases). Originally writen by Sun Yang (also known as Bo Le), an expert on assessing horses & veterinary acupuncture. He lived in the time of Qin Mugong (659-621 B.C.).

581-618 A.D. Sui Dynasty.

Zhi ma niu tuo luo deng jing (The classics on the treatment of diseases in horses, cattle, camel & mule).

618-907 A.D. Tang Dynasty.

Si mu an ji ji (A collection of ways to relieve ill horses). Originally written by Li Shi, also known as Zhong Yu. An army officer, he wrote around the period 783-884 A.D.

Si mu an ji yao fang (A collection of prescriptions for equine diseases). Also written by Li Shi (see just above), it contained 145 prescriptions. The book also included the entire text of :-

Bo Le zhen jing (Bo Le's canon of veterinary needling). Written by Sun Yang (see 502-557 A.D. above).

960-1127 A.D. Song Dynasty.

Fan mu zuan yan fang (Tested prescriptions of nomad origin). Written by Wang Yu, a veterinarian, around 1086-1110. A collection of 57 veterinary prescriptions as well as animal acupuncture techniques.

1271-1368 A.D. Yuan Dynasty.

Quan ji tong xuan lun (On the treatment of sick horses). Written by Bian Bao, also known as Bian Guan Gou, a veterinarian. It included 39 treatises, 46 papers on veterinary medicine, & 113 prescriptions.

1368-1644 A.D. Ming Dynasty.

1594. *Ma shu* (The book on horses). Published in 1594, and edited by Yang Shi Qiao, whose other name was Yi Qian, with the alternative name Zhian. He served as the general officer of horse affairs at the time of Wan Li. It was originally in 14 volumes, but only 11 of them have been found.

1608. *Yuan Heng liao ma ji fu niu tuo jing* (Yuan & Heng's classics on the treatment of equine diseases, with cattle & camel diseases attached). Published in 1608, it was written by Yu Ben Yuan and Yu Ben Heng. It covers basic theory, diagnosis, acupuncture, therapeutics, and castration. A revised edition was published in 1736 (see below).

1633. *Xin bian ji cheng ma yi fang niu yi fang* (The new collection of prescriptions for horses & cattle). It was written by two Koreans, Zhao Jun and Jin Shi Heng, prefaced by a Chinese, Fang Shi Liang, and published in Chinese in 1633.

From 1644 A.D. Qing Dynasty.

1736. *Yuan Heng liao ma ji fu niu tuo jing*, originally issued in 1608 (see above), was published in a revised form in 1736 by Li Yu Shu. It is still the most popular text in use today. However, the compositions of many of Dabry's compound medicines differ, to varying degrees, from those given in *Yuan Heng*. See also *Ma niu tuo jing da quan* below (1785).

1758. *Chuan ya shou yi fang* (Compiled veterinary formulas). Published in 1758, & written by Zhao Xue Min, it contains the most popuar herbal formulas for treating horses, other mammals, birds, etc.

1785. *Ma niu tuo jing da quan* (The complete collection of diseases of horses, cattle & camels). An annotated version of *Yuan Heng liao ma ji fu niu tuo jing* (see1608 above) published by Guo Huai Xi in 1785.

1788. *Liao ma ji* (The treatise on equine diseases). Published in 1788, and written by Zhou Hai Peng, a famous veterinarian. It includes 110 prescriptions.

中国晚清实用马医学

马草药手册

从一八六三年的原始
法文和中文文本转录和翻译

Dr. Colin B. Lessell

二零二零